みるく世《ゆ》向《ん》かてぃ

差別に屈しない

ハンセン病市民学会年報2018 ……………………………… 目次

※本誌に掲載された寄稿は、ハンセン病市民学会の見解を示すものではありません。

縄の言葉で「差別のない平和で豊かな世界に向かって」という意味です。

巻頭言

古武士が繋いで来た入所者運動の歴史

ハンセン病市民学会共同代表
遠藤　隆久

大竹章さんが、一月二二日に九五歳の人生を全うされた。大竹さんは二〇〇一年一〇月に当時全療協の事務局長だった神美知宏さんに請われて全療協本部嘱託として、「全療協ニュース」の編集に携わられた。以後一三年間にわたって、本部にあって事務局長として全療協運動を担う神さんとニュースに健筆を振るう大竹さんの肝胆相照らす最強のコンビが続くことになった。その切っ掛けを大竹さんは市民学会ニュースに寄せた追悼文、「神さん、それはないよ」に書いている。『復権の日月』を書いたばかりの大竹さんは髙瀬全療協会長からの本部を手伝ってみないかという誘いに当初は気分が乗らなかったが、「『神さんが面白い人だから、一緒にやってみるよ』と髙瀬会長に返事をした」で始まったという。お二人のやり取りが目に浮んで来るようだ。

神さんが大竹さんに深い信頼を寄せた理由に、『復権の日月』の他、『全患協運動史』の執筆にも大きな役割を果たした入所者運動を知る博覧強記の〝歴史家〟の顔があったこともあろう。

入所者運動史はあまたの古武士のような崇高な人たちによって苦難の道を切り開かれてきた。その一人一人の古武士たちの放つ輝きが今日でも多くの人々を惹き付けて来たはずである。『ハンセン病療養所と自治の歴史』(みすず書房刊)によって外島保養院から始まる邑久光明園と長島愛生園の自治会運動史を掘り起こした若手研究者である松岡弘之氏が今年度の市民学会の神美知宏・谺雄二記念人権賞を受賞された。本書は自治会運動を担った先人たちの知見と彼らが直面した深い苦悩が生き生きと伝わってくる力作であるが、そこには古武士たちと深く向き合い共鳴する著者の誠実さと謙虚さがある。ハンセン病療養所の隔離政策と自治会運動が、今後もこうした若手研究者によって実証的に明らかにされていくことを期待したい。

大竹さんは、そうした古武士たちの闘いの轍を語ることを自らの使命とした歴史の生き証人だった。大竹さんの揺るぎない信念と高潔な魂を全うした人格は、大竹さんを知る人であれば誰もが認めるところであろう。大竹さんを敬愛した人たちは、大竹さんの持つ含羞と幼子のような純真さにも魅了されたことだろう。そのすべてを含めて、自ら表に立つことを求めなかった大竹さんは古武士と呼ぶに相応しい人物だった。

その大竹さんの自らが見て聞いてきた歴史を話す最後の機会が、二〇一六年の市民学会の交流集会だった。実現するまでには難航したが、色々な方たちの協力も頂いて「全療協のたたかい〜当事者運動から学ぶ」はなんとか開催にこぎ着けることができた。

このシンポジウムでらい予防法闘争など闘いの歴史が明瞭な形で示されたが、なかでも特筆すべきことは、国賠訴訟に対し全療協本部がとった姿勢に対する検証だった。外島保養院で産声を上げた入所者自治は、その当初から自殺者が出るほど厳しい対立を孕む生みの苦しみを経験した。隔離の施設の中で分裂が許されないという学びがのちの「相愛互助」の精神を生み、小さな声も少ない声も排除せずに包摂するという運動の原点が多数決でものごとを決しないという方針となった。このことは国賠訴訟の際にも貫かれたが、それが賛成する支部と反対する支部を抱えた全療協本部にとってどれほど茨の道だったかは当時の「全療協ニュース」に示されている。その壁を本部がいかにして乗り越えたかはシンポジウムを掲載した『年報二〇一六』を手にして頂くしかないが、全療協が国賠訴訟に遅参したことを批判することが一面の真理でしかないことは入所者運動の歴史を紐解けば理解されるのではないだろうか。

松尾芭蕉は、奥州平泉に立ち寄り「夏草や兵（つわもの）どもが夢の跡」という句を詠んだ。私たちはハンセン病療養所で闘い抜いた古武士たちの歴史をどのように残していくことができるか、大竹章さんの逝去に接して改めて心に刻みたい。

「みるく世向《ゆん》かてぃ　差別に屈しない　ハンセン病市民学会年報 2018」は、2018 年 5 月 19 日から 21 日まで、沖縄県男女共同参画センターてぃるる、沖縄愛楽園などで開催された、「第 14 回ハンセン病市民学会交流集会 in 沖縄」の内容を中心に編集いたしました。

全体会

交流集会

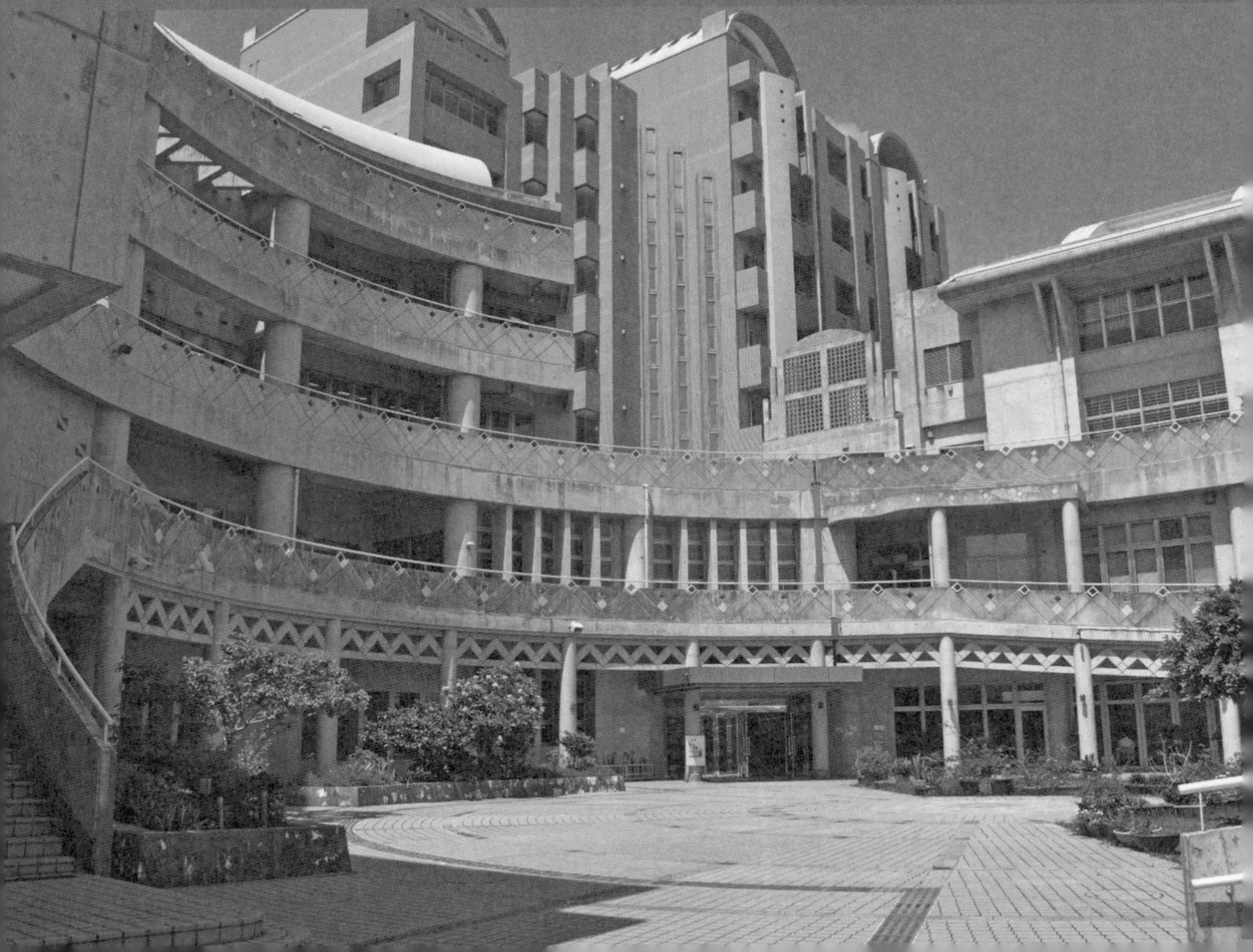

対談 沖縄におけるハンセン病隔離政策の歴史とその特徴

●対談者
森川恭剛　琉球大学法文学部教員
德田靖之　ハンセン病国賠訴訟西日本弁護団

●聞き手
訓覇　浩　ハンセン病市民学会事務局長／大谷大学・同朋大学非常勤講師

訓覇　浩　全体会の第一部、対談を始めさせていただきます。あらためて、本日対談いただくお二人をご紹介します。ハンセン病問題に取り組む皆さまなら、おそらくご存じない方はおられないと思いますが、国賠訴訟以来ずっとこの問題の中心になって取り組んでこられた德田靖之さんです。よろしくお願いいたします。

それからもうお一方、琉球大学の法文学部教授で『ハンセン病差別被害の法的研究』という、私たちが沖縄とハンセン病問題を学ぶときにこの本なくしては学べないというくらい大切な本を二〇〇五年に上梓された森川恭剛さんです。よろしくお願いいたします。

それではまず德田さんから、この第一部でどういうことをテーマに対談されるのかをお話しいただきたいと思います。

德田靖之　皆さま、この資料集をご覧いただきながらこれからの話を聞いていただければと思います。この資料集に「沖縄におけるハンセン病政策の特徴から何を学ぶか」というレジュメが入っています。ここに書

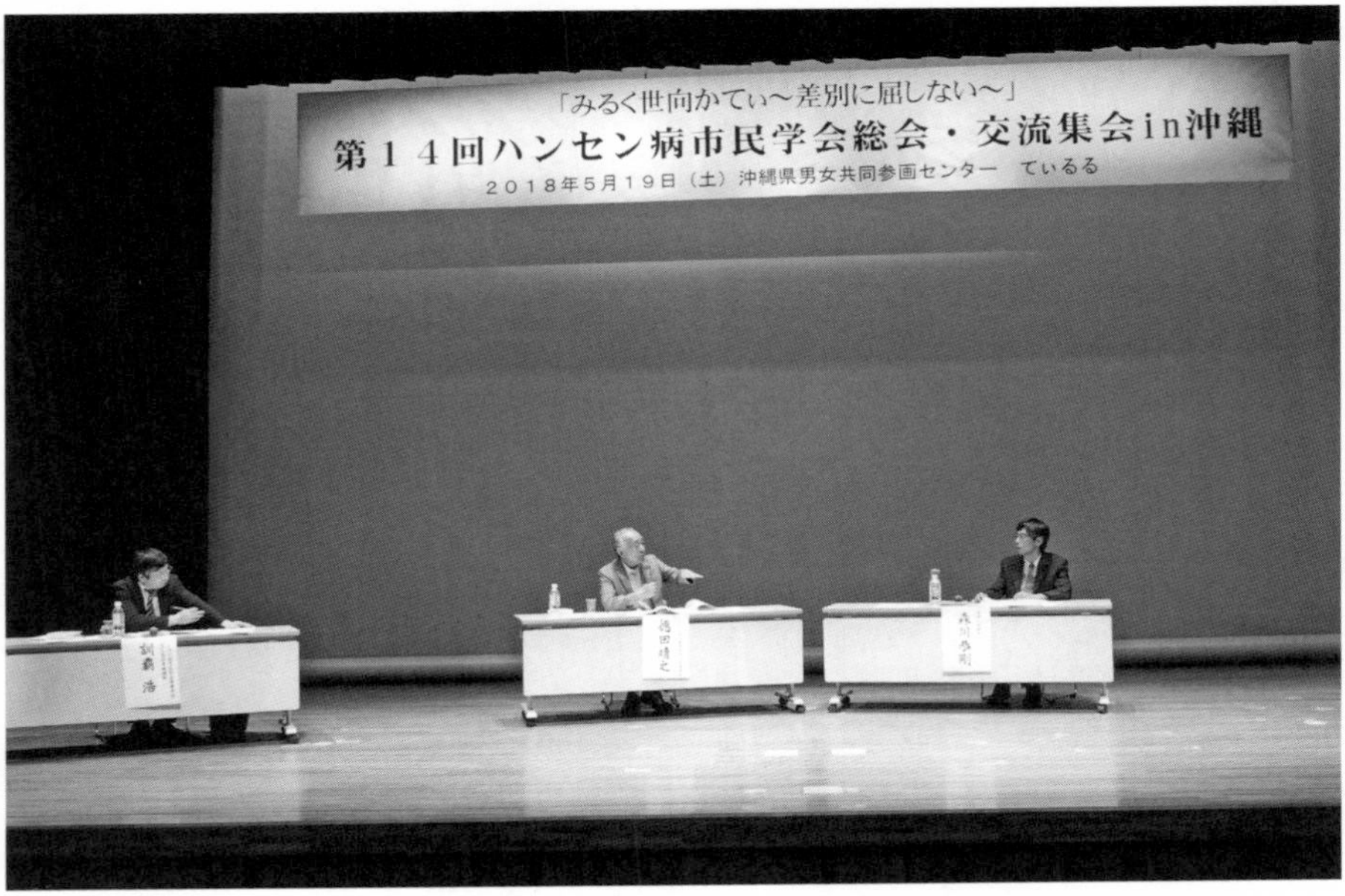
「みるく世向かてぃ〜差別に屈しない〜」
第１４回ハンセン病市民学会総会・交流集会in沖縄
２０１８年５月１９日（土）沖縄県男女共同参画センター　ているる

いてありますように、第一部では沖縄におけるハンセン病政策の歴史、そしてその特徴がどこにあるのかということを、森川さんと私とで対談しながら進めていきたいと思います。

今回、交流集会の第一部に、沖縄におけるハンセン病政策の歴史をあらためて学ぼうというテーマを掲げたのには、大きく二つの理由があります。第一には、沖縄におけるハンセン病差別が非常に根深く、なおかつ現在も進行中であるということを皆さまとともにあらためて考えてみたいということです。先ほどご紹介がありました、熊本地裁で進行しているハンセン病家族訴訟は、現在、五六八人の原告が提訴していますが、実はその四〇％は沖縄在住の原告です。しかしながらその二〇〇人を超える沖縄在住の原告の中で、ご自分の氏名あるいは素顔を明らかにしている方は本当にごく一部しかおられません。多くの方は家族に対しても、自分がこの家族訴訟の原告となっていることを話せないまま裁判に参加しているという、こういう実情もあります。

さらには一昨年、本当に心を痛めた出来事がありました。自分のお母さんがハンセン病療養所にいたということで、この家族訴訟に原告として参加された三〇代の方が、その事実をあらためて配偶者、お連れ合いに告げたところ、数日後に実家に帰られて、ついには離婚ということになってしまったという痛ましい事件が、この沖縄で起こっています。どうして沖縄でこうしたハンセン病差別が今も根深く進行中であるのか、ということは、やはり沖縄におけるハンセン病政策の歴史の中から、その特徴をあらためてつかみ出していくという形でないと理解できないのではないか。これが第一点です。

二つ目の理由は、沖縄において現在、深刻な問題になっている基地のことです。基地反対闘争に参加した人に対して、機動隊員が「土人」という、そうした発言をする状況の中で、沖縄の皆さんは基地の問題と向き合っておられます。これを、沖縄における基地の問題、日本全体の米軍基地のほとんどが沖縄に集中しているという問題と、ハンセン病政策の沖縄における歴史の特徴には共通点があるのではないか。そうしたことを探ろうということで、第一部では沖縄におけるハンセン病政策の歴史とその特徴を、研究者である森川さんに私がいろいろ質問をするという形で進めたいと思います。よろしくお願いいたします。

訓覇 ではさっそく対談に入っていただきますが、「沖縄におけるハンセン病隔離政策の歴史とその特徴」、そのはじめに沖縄のハンセン病問題の歴史区分をどのように分けて考えるのかということを、森川さんからお話しいただきたいと思います。

森川恭剛 森川です。こんにちは。私は琉球大学で法律学を教えておりますので、歴史学の専門家ではないことを、まずお断りしておきます。

私が沖縄のハンセン病の隔離政策の歴史を調べた理由は、ハンセン病差別の違法性を説明しなければいけないと考えたからでした。これは、本来であれば二〇〇一年の熊本地裁判決までにその成果をあげる必要がありました。しかし、それが間に合わず二〇〇五年になって本ができあがりました。このように遅れた理由は、歴史を調べる際に手元にあった参考にできる書物が『沖縄救癩史』（一九六四年）と『沖縄のハンセン病疫病史』（一九九三年）でした。私はこれを「沖縄のハンセン病差別史」に書き換える必要があり、これに時間を要しました。これが歴史研究としてどうなのか、私自身は評価できません。

ただ、私がこの作業を通して感じたのは、沖縄の近代史は、沖縄戦を中心にして、なぜそうなったのかという戦前史と、そこから抜け出そうとしてもなかなか抜け出せない戦後史に大きく二分されること。しかしそれは他方で、沖縄が日米に翻弄される歴史として連続していること。そして、この点において、ハンセン病差別の歴史も例外ではないことです。

以上は単純な話ですが、これに対して日本のハンセン病の歴史を見ますと、山本俊一著『日本らい史』（一九九三年）では戦前と戦後で歴史が区分されていません。一九〇七年に「癩予防ニ関スル件」があり、そして三一年に改正され、そして五三年に戦後のらい予防法ができる。時期区分はそこに置かれます。けれども沖縄の場合はそうではないのだということが、一つの特徴としてあります。このように沖縄戦時期を中心として戦前と戦後に分ける。これをもう少し詳しく分けると戦前は一九三〇年代半ばで、戦後は一九七二年でそれぞれ二分され、合わせて五つになる、というのが私の見方です。

訓覇　ありがとうございました。それではここから沖縄のハンセン病問題における特徴ということについてお話をお聞きしていきたいと思います。お二人の対談形式でよろしくお願いいたします。

徳田　では私から森川さんに質問したいのですが、私たちが承知しているとおり、日本におけるハンセン病の隔離政策が始まったのは一九〇七年と言われておりますす。それまで遺伝病と言われていたハンセン病について、恐ろしい伝染病であるということが国を挙げて宣伝され、そうした中で「癩予防ニ関スル件」（法律第十一号）というのが制定されてきます。この法律は、ハンセン病というのは患者を隔離しなければその地域社会がハンセン病によって壊滅しかねないというような提案理由で制定された法律なわけです。しかし、なぜか沖縄においてはハンセン病療養所の建設が進みませんでした。

国は当初（一九〇七年ごろ）、沖縄県自体が設立されたばかりでありましたし、財政難だということで、国の方で三〇〇〇円ほど建築費を負担するので三〇人規模の療養所を作ったらどうかということを提案しています。国の方で費用を負担するから療養所の候補地をどこかに設定するようにという指示を出すのですが、議会の反対決議等でこれ以上進まなかったという事実があります。

こうした反対決議は、例えば大島青松園のある香川県議会でもされているにもかかわらず、大島青松園等では療養所が建設されました。どうして沖縄県の場合、県議会が一回反対決議をしただけでその後に療養所を建設するという計画がまったく中断してしまったのか、そのあたりをどうお考えですか。

森川　これについては、日本において隔離政策が始まる理由、その条件が、沖縄にはあったのかを考えみたいです。日本で隔離政策が始まる理由が三つあります。一つは、ハンセン病は感染症だというハンセン病の感染説。第二に、ハンセン病患者が放浪したりしているのは、ヨーロッパなどの先進国に対して恥辱であるという国辱論。それから第三に患者救済論です。

これらが沖縄でどうだったのかというと、まず、当時の沖縄にはハンセン病は感染するから隔離すべきであるという隔離政策の旗振り役になる人がいませんでした。それから、国辱というのは、日本の恥になるという意識ですが、沖縄にはその国辱という意識がなかったと思われるわけです。また日本国としても、沖縄のハンセン病患者を日本の国の国辱であると見なすことはできていなかった。つまり国辱論の対象外の土地だったのではないかと考えられます。そして最後に療養所に収容されて救われるという考え方、少なくともこれを説くクリスチャンがいませんでした。むしろ収容されたら大変なことになってしまうというのが当時の考え方です。つまり三つの条件が沖縄にはなかったということが答えになると思います。

徳田　ただ今のお話で非常に私が驚くのは、沖縄が国辱論の対象から除外されていたということですね。当時の日本政府は、先進国たる日本にハンセン病の患者さんがこんなにもいるというのは国の恥だということで隔離政策を推進していくわけです。ところが沖縄に関してはハンセン病の患者さんがいることは、日本国の恥とは思わなかった、ということなのでしょうか。そういう理解でいいですね。そのあたりが、日本という国の中で沖縄がどういう位置付けをされていたかということと、かなり関連していると理解してよろしいわけですね。

実は沖縄というのは、皆さんご承知だと思いますが、一九〇〇年に始まる全国のハンセン病患者数の調査の中で、第一回の調査以来、全国で有病率が最も高い県として把握されていたわけです。つまり人口当たりの患者さんの数が非常に多い。その沖縄において、政府が「恐ろしい伝染病であり、患者は隔離しなければいけない」という政策を展開しながら、実際には隔離のための療養所が沖縄には作られないという事態が長く続いたわけです。そのことは、沖縄におけるハンセン病の患者さんや家族にどのような影響をもたらしたのか。その点についてはどうでしょうか。

森川　一九〇七年に療養所ができずにどうなったのかというと、沖縄県のハンセン病患者は、熊本にある九州療養所に入ることになりました。しかし、九州療養所に入った人数は数十人にとどまります。患者数の割には少ないといえます。これでは隔離政策の効率がよくないということで、一九二七年には九州療養所から脱退します。やはり沖縄に療養所が必要なのではないかということで、政策転換がありました。それで内務省と沖縄県が相談して、沖縄は島々からなりますので分散設置されることになり、一九三一年、植民地を除く日本国内で六番目の公立療養所がまず宮古にできます。

もちろん沖縄島にも療養所を作ろうとしたのですが、住民の反対があり、隔離政策は推進したいが、療養所がないという状態が続きました。そこで、どうしたかというと、「沖縄は日本一のらい病県である。それは大変恥ずかしいことである」と新聞が書くようになります。同時に感染の恐れが強調されます。そしてさらに「患者隔離とは患者救済である」という宣伝が行われるようになります。それが一九三〇年代の沖縄ですが、ちょうどその時期というのは、日本で旧癩予防法ができて隔離政策が全患者隔離政策へと転換されるという時期にありました。この時期の沖縄の患者さんの状況については、青木恵哉さんが一九五八年に発刊した『選ばれた島』という回想録の中で紹介しています。青木さん自身も、ハンセン病を理由に旅館に泊めてもらえなかったり、バスに乗ると自分は降ろされてしまう、それは嫌だから乗らないで歩いた、というような経験をしたと書いておられます。

徳田　お手元の資料の三ページをご覧いただきたいのですが、一九三二年の「嵐山事件」、それから一九三五年の「屋部の焼き打ち事件」が、沖縄で相次いで起こっています。沖縄におけるハンセン病隔離政策の歴史を考える上で、この二つは非常に重要な事件でないかと思います。森川さん、ご説明いただけますか。

森川　この二つの事件については、これまでどう語られてきたのかを問題にする必要があります。まず時期が三二年と三五年では異なりますので、これを一概に同じように論じてはならないでしょう。「嵐山事件」は、国と県の療養所建設計画に対する住民の反対運動です。反対する住民に対し、県は「衛生思想の幼稚な住民だ」「自暴自滅の淵に進み行きつつある」と評しています。これは日本の隔離政策が沖縄で浸透しないことへのいら立ちです。そしてまた、沖縄を軽蔑する見方でもあります。私は「嵐山事件」で農民大衆が団結し、政治権力に対して勝利できたのは、それほどハンセン病を忌避していたからであると考えますが、しかし隔離施設の建設に反対したことは、必ずしも間違っていたとは考えません。

これを一九一六年のもう一つのエピソードと比較し

てみると、その意味がわかっていただけるかと思います。それは、日本中の患者さんすべてを西表島に移住させようという計画で、島民は退島してもらって島全体をハンセン病の村にしてしまおうと考えた人がいました。光田健輔です。彼はその視察のために八重山に行きます。しかし八重山の住民はこれを大問題にして、光田を追い返しました。光田案は実現しませんでした。私はこの住民の行動が間違っていたとは思わないです。

　ではこれと比較して、一五年後（一九三二年）の沖縄、現在の今帰仁村の嵐山に、療養所を作るべきだったのでしょうか。私は、住民らはまずその必要性が理解できなかったのではないかと推測します。なぜここに療養所が必要なのか。ハンセン病は感染するから隔離施設として療養所が必要であるというのが、旧癩予防法の考え方です。コレラやペストと同じでハンセン病は感染する病気だから療養所が必要で、予防しなければならないのだというわけです。これらを理解できずに反対運動をする住民は幼稚である。これが県の考え方でした。しかし、そうではなく、ハンセン病をコレラやペストと同列に置く考え方が幼稚なのではないかとも言えるわけです。こういう問題が一つ。

　しかし、もう一つ、別の問題があります。県の嵐山療養所計画が住民の反対で失敗するのを見ていた青木恵哉は、県も自分たち患者のことを真剣に考えてはいないのだと判断し、自分たちで療養所を作るしかないと考えて行動を始めます。青木の行動によって沖縄のハンセン病問題が動き出します。青木は沖縄の出身者でなくキリスト教の伝道者であって、そしてハンセン病患者です。ですから沖縄の地域社会に溶け込んでいくのはたいへん難しかったと思われます。けれども沖縄の患者たちからは大変慕われていた人物です。

　そして重要な点は、青木は大島青松園、それから熊本の回春病院に入所していたことがあります。つまり日本のハンセン病療養所の問題を知っていた人です。しかし、青木らと住民らの間でも衝突が起きます。その一つが「屋部の焼き打ち事件」でした。したがって「嵐山事件」で見落としてはならないもう一つの問題というのは、青木の問題意識を共有できる人、つまり患者らが安心して治療をうけながら生活のできる場所が必要であると考える人が、当時の沖縄には、青木と同じハンセン病患者しかいなかったのだろうということです。

　一九三三年一二月には「大堂原（うふどうばる）事件」が起こります。大堂原というのは現在沖縄愛楽園のあるところで、そこに青木らが密かに購入していた土地があり、十数人でそこに移り住もうとします。青木は当時の手紙で「インドのガンジー主義をモットーとして無抵抗で座り込みをした」と書いています。けれども追い出されてしまった。これが当時ハンセン病患者の置かれた状況であったということになります。

徳田　こういう事件を、青木恵哉の活動との関係で理解しようとする森川さんのお考えはよく理解できます。その上で私たちが「嵐山事件」や「屋部の焼き打ち事件」で感じるのは、「嵐山事件」では三九名ほどの住民が逮捕され、それに村を挙げての抗議活動が展開されますよね。それから屋部の事件では、ハンセン病の患者さんたちが住んでいた住居が焼き払われてしまうという行動になっています。つまり以前の沖縄におけるハンセン病の問題、それは忌み嫌われていた病気という捉え方はできるかもしれませんし、あるいは遺伝病だという形の偏見はあったかもしれません。しかし焼き払うという行動にまで出てきた住民の意識の変化は、やはり恐ろしい伝染病であると国を挙げて宣伝し、国策としてハンセン病の患者さんの隔離を進めていたことが、沖縄におけるハンセン病への意識をそういう形へといわば形成して行ったのではないでしょうか。その意味でいうと、政府によってまき散らされたハンセン病に対する恐怖心みたいなものが住民をこうした事件に巻き込んでいったと捉えられるのではないかと思うのです。これが沖縄における隔離政策の歴史の中の特徴の一つではないかと思うのですが、その点はどうでしょうか。

森川　基本的にそういう捉え方ができると思うのですが、やはりもう一歩踏み込みたいというのが私の趣旨です。「嵐山事件」から何を引き出すかということになりますが、従来は「嵐山事件」と「屋部の焼き打ち事件」を、同じように住民による患者に対する迫害事件ととらえてきました。しかし、青木によれば嵐山は立地条件の良い場所ではなく、県当局も患者のことを第一に考えていたのではありませんでした。

従来は、迫害されているならば、患者らは救済されなければならない。つまり迫害からの患者救済とは、隔離施設への収容であり、こうして隔離施設の必要性を説いて療養所を作って隔離政策を推進することが肯定されてきたわけです。迫害に対する救済論です。これが沖縄のハンセン病の歴史として語られてきたことなのですが、そこに沖縄問題があると私は考えます。つまり隔離政策を肯定する国の立場で、近代沖縄のハンセン病差別の原因が隔離政策ではなくて「衛生思想の幼稚な住民」の愚かさに求められてきました。しかし、そうではなく、隔離政策がハンセン病の差別を作出・助長したというのであれば、その直接的な証拠をもっと集めなければならないと考えます。

例えば「屋部の焼き打ち事件」では、患者らが集う住居が焼き払われてしまったのですが、実はこの事件について青木自身は「なぜ住民がそんな事をするのか、本当の理由が分からない」と書いています。今まではそんな事をしなかったのに、なぜ突然、と彼も驚いています。しかし、その直接的な原因については、事件当日の新聞だと言っています。その問題の新聞記事は、現存しているかどうか不明で、ともかくまだ見つかっていませんので、何が書いてあったのかは分かりませんが、もしこれが伝染病患者の使用する家屋の焼却処分ということであったのであれば、隔離政策との因果関係がより明確になります。つまり感染力を強調する衛生思想の間違いは国や県の側にあったのに、その間違いに感化された住民が、さらに過ちを重ねたのが「屋部の焼き打ち事件」です。これが「嵐山事件」から三年間で起きた変化です。一九三〇年代半ばで時期区分する理由がここにあります。こう理解することで、恐ろしい伝染病であると強力に宣伝されたから、この事件が起こったのだという歴史がより鮮明に浮かび上がってきます。

徳田　実際に、焼き払うという行為についてですが、法律第十一号を見ても、その後のハンセン病隔離政策の法的根拠となったらい予防法を見ても、消毒という言葉はあります。それから、監視というのは予防上、必要なものとして規定されていますが、焼き払うというのは法律には規定されていません。こういう行動というのは、実は藤野豊さんの研究でふれられていますが、「的ケ浜事件」というのが大分県の別府市で起こっていて、それはかつて被差別部落の人たちが住んでいたところが焼かれたと理解されていたんです。しかし、実はハンセン病の患者さんがいたということが明らかにされています。この事件では警察によって、集落が破壊されています。こうした形で破壊したり、焼き払うという行動にまで至っているというのは、いわば恐ろしい伝染病であるという意識が国によって植え付けられていったということとの関係の中で、すごく大きなことではないかと思うんですが、そこはどうですかね。質問すると言いながら、私の意見を少し押し付けているのかもわかりませんが（笑）。

森川　焼却処分については、県の旧らい予防法施行手続では「患家の紙屑襤褸等はこれを焼却すること」とあり、また「患者死亡したるときは消毒を行いたる上なるべくこれを火葬すること」とあります。襤褸（らんる）はぼろ着のことです。たしかに家屋を焼却すべ

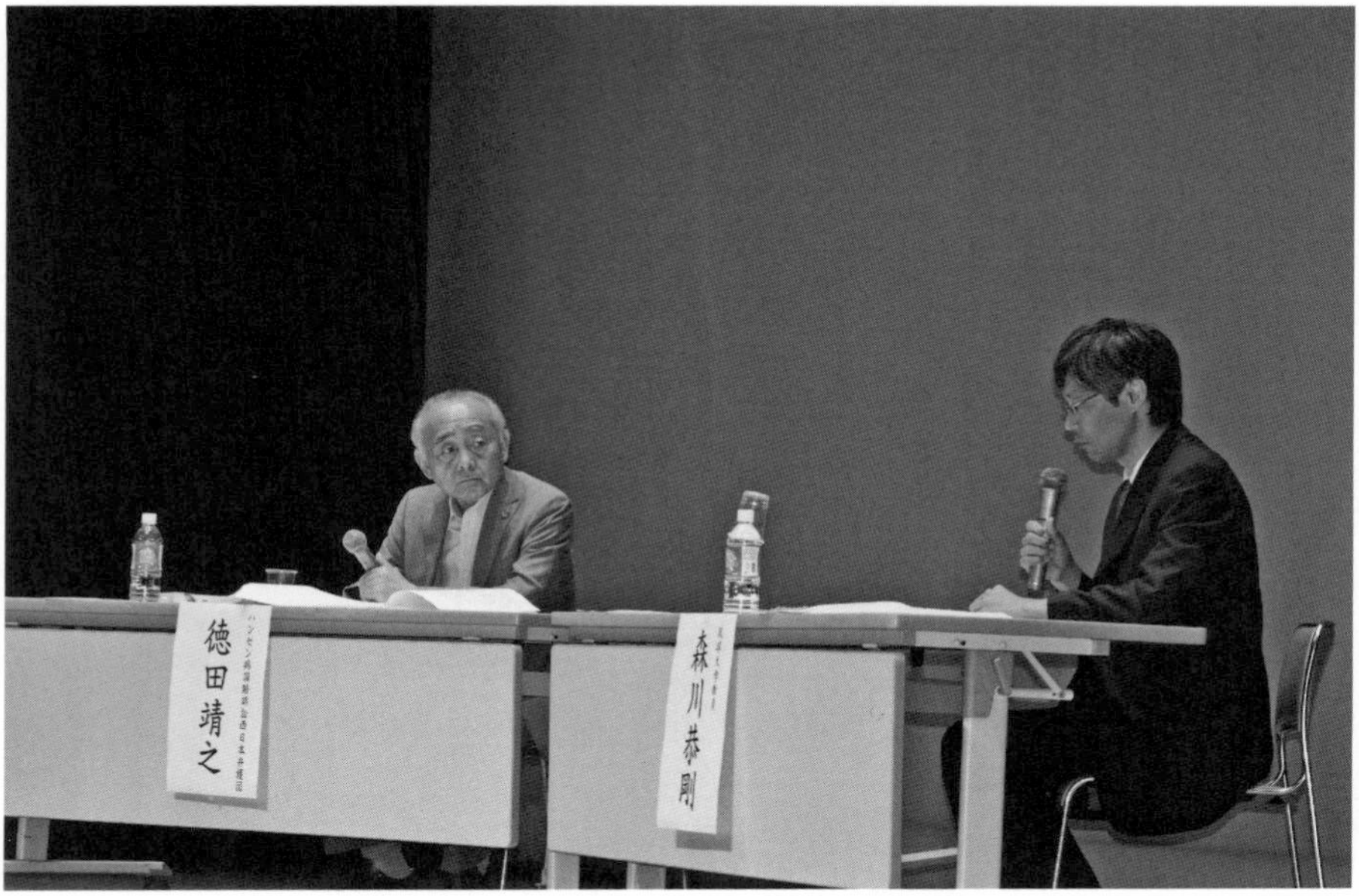

きであるとは書いてありませんが、らい菌の感染力を誇張すれば、住民としては、消毒できない場合には焼却することになるのではないでしょうか。

私がこう推論するのは、光田健輔が「愛の火でらいを焼き殺そう」と述べていたからです。「愛」と「焼き殺す」がどう結びつくのか、理解しがたい言葉です。しかし患者さんには療養所で愛情を、しかしらい菌は焼き殺すという趣旨であれば彼の言葉として理解できます。住民らは、愛情を否定したわけではなく、ただ衛生上焼却すべきものがそこにあると考えたのではないでしょうか。

徳田　実はその後、一九三八年に現在の沖縄愛楽園、国頭愛楽園が開設されるわけですが、当時の新聞報道等を見ますと、この愛楽園の創設は「沖縄における救らいの殿堂」という言い方がされています。隔離施設である療養所がこんなふうに「救らいの殿堂」という形で美化されたというところに、沖縄におけるハンセン病の特徴の一つがあると思うのですが、どうしてこういうことが生じたのでしょうか。この点についてはいかがですか。

森川　隔離政策を沖縄に押し付けるために、そのような言い回しが有効だったということです。この時期の沖縄の新聞は戦争で焼けてあまり残っていませんが、少し調べた限りでは、愛楽園設置後は、皇室から楓が送られてきたなど、沖縄の中でもっとも皇室に近いのが愛楽園だったのではないか、と思わせるような記事が目につきました。こうした報道が続くと、隔離政策に疑問をもつことはできなくなります。衛生思想の誤りが見過ごされ、青木らの抱えていた問題（安心して治療をうけながら生活できる場所がほしい）も解決したと誤解されました。

この点については、米軍基地の恩恵論に取り込まれてしまうと、反対できなくなるということと同じだと思っています。

徳田　次にお尋ねしたいのは、沖縄戦の問題と沖縄におけるハンセン病隔離政策との関連です。一九四四年に沖縄戦に備えて日本軍が配備されます。この年、なんと四〇〇名の患者さんが新たに収容されます。もう定員いっぱいというようなところに、銃剣を持った兵士たちがハンセン病の患者さんを大量に収容していくわけです。森川さんはこの日本軍による大量収容の影響をどんなふうに見ておられますか。

森川　沖縄の療養所、沖縄愛楽園でも宮古南静園でも、約三分の一の入園者が亡くなっています。沖縄戦全体では四人に一人の人が亡くなったと言われていますす。しかし、当時の愛楽園の園長に言わせれば、日本軍による大収容は、日本軍の協力を得て沖縄を無らいの島にするために大きく貢献できたのであり、また、愛楽園でたくさんの人が亡くなることも、無らいの島に近づくことであるとはいえるのです。らい根絶策は国策ですから、こうした評価がでてきます。国によって沖縄が戦場にされてしまうこと、そしてハンセン病患者の根絶政策がされたこと、これは同じ差別の問題です。

徳田　森川さんが書かれた『ハンセン病差別被害の法的研究』を見ると、まさに日本軍がガソリンを提供して、愛楽園の医師が車で沖縄全島を回り、患者さんの実態調査をさせていく姿が描かれています。そのうえで、今度は兵士たちが把握された患者さんの収容にあたるということになっていて、そのうちの医師の一人が、日本軍による新しい収容者の中には重症者が多かったと述べています。「一種のきれいごとに過ぎなかった従来の救らい事業を脱皮して、沖縄救らい史は一歩前進するに至った」。つまり、日本軍がそういう形で、今まできれいごとで手を付けることができなかった人たちまでも収容してくれたことによって、いわばハンセン病政策が一歩前進したという言い方をしているわけです。今、愛楽園園長の話が出ましたけれど、沖縄においてハンセン病対策に従事していた方たちが、日本軍による行為によって沖縄におけるハンセン病絶対隔離政策が完成に近づいたと評価していた、となっています。こういう理解でよろしいですか。ここも本当はもっとお話を伺いたいところですが、ここからは戦後について少しお話を伺いたいと思います。

戦後、沖縄は一九七二年まで、アメリカの施政権下に置かれていました。このことが沖縄におけるハンセン病問題にどのような影響を与えたのかということについて考えてみたいと思います。私が最も注目すべきだと思うことは、一九五四年の「ダウル勧告」と一九六一年に当時の琉球政府が制定した「ハンセン氏病予防法」です。この二つが、戦後の沖縄におけるハンセン病問題を考える上で重要な事項かなと思いますが、これらについて森川さんはどんな評価をしておられますか。

森川　この「ハンセン氏病予防法」が、熊本の裁判でも問題になりました。当時、沖縄の立法院（いわゆる法律のことを立法と呼んでいました）で、一九六一年、「ハンセン氏病予防法」が制定されます。この立法は、端的にいうと、琉球政府が一九五三年の日本のらい予防法をまねて強制隔離規定を導入した沖縄のらい予防法です。

他方、先ほど徳田先生がおっしゃった一九五四年の「ダウル勧告」というのは、米軍が沖縄のハンセン病を調査した結果の報告で、簡単にいうと「隔離政策はやめた方がいい」と勧告しています。当時の療養所の運営費を出すのは米軍なのですが、たくさん入所者がいるとその衣食住を賄わなければいけません。ですから退所できる人は退所してもらった方がよい、という考え方が基本にあります。これに対して琉球政府は、米軍の勧告を無視して、戦前から続けていた全患者の隔離政策を続けようとします。これが琉球政府の基本姿勢です。

しかし、一九六一年の「ハンセン氏病予防法」には、「在宅予防措置規定」というものがあります。これが日本のらい予防法との違いであるとして問題になりました。しかしながら、この在宅予防措置とは何かということが、実は分からないのです。重要なのは「在宅予防措置」の規定は、法案の段階では「在宅治療規定」だったということです。なぜそうなのかというと、法案を立法院に提出する前には米軍との調整が必要になりますが、米軍は隔離政策をやめた方がいいと勧告していますから、「在宅治療」の導入やむなし、という調整があったと考えられます。しかし立法院で審議する中で、「在宅治療」の導入は時期尚早であるとする反論が出てきて、「在宅予防措置」に修正されました。そしてこれについて詳しくは施行規則にゆだねるとありますが、何と翌六二年に制定された施行規則にはその条項がありません。したがって、その意味するところが分からない、ということになったわけです。こうして「在宅治療」の導入は棚上げされました。実際に一九六三年に琉球政府厚生局医務課が作成した「ハンセン氏病対策」には、「通報があった場合必ずらい療養所に患者を収容できるよう体制を整える必要がある」と明記されています。

余談になりますが、私が、法律学はどうあるべきかを学んだのは、「ハンセン氏病予防法」を通してでした。琉球政府は、一九五〇年代に何度も、らい予防法案を作って、その制定を試みていました。この法案に対して、愛楽園や南静園の自治会の皆さんが赤を入れて添削している文書がありました。日本のらい予防法一二条に、「国は国立療養所に入所している患者の教養を高め、その福利を増進するようつとめるものとする」とあって、琉球政府が作ったらい予防法案もこのとおりになっています。しかし自治会の修正案は、「琉球政府は療養所に入所している患者の自由権を保護するとともに教養を高め、その福利を増進するようつとめるものとする」と、こう添削をしているのです。また、「ハンセン氏病予防法」の制定時にも、自治会側が要望案という対案をつくります。細かな点ですが、「ハンセン氏病予防法」一二条は、患者が使用し、または接触した物件の授与の制限または禁止、その消毒または廃棄について規定しています。らい予防法九条も同じです。これに対して自治会要望案は、患者が使用した物件と接触物件とを区別した上で、接触物件については法案から削除しています。さらに使用物件についても、消毒廃棄はそのまま残していますが、授与の制限禁止については削除しました。こういう細かな修正なのですが、しかし、この細部に入所者のみなさんの願いが込められているように思います。その時、私は、一言一句に注意を払って条文を読むべきことを学びました。

現在でも、「ハンセン氏病予防法」には「在宅治療規定」があったと述べる人がいます。私も、その間違いにはじめから気づいていたのではないです。だからこそ言うのですが、そう述べることによって、実際には「在宅予防措置」という造語をつくって、踏みにじられた思いがあるのに、その思いを踏みにじった歴史がかき消されてしまうことを恐れます。

徳田　今の森川さんの発言は、非常に重要な問題を私たちに教えてくれます。というのは、二〇〇一年の熊本地裁判決は歴史に残る画期的な判決だったのですが、ただ一点、汚点と言うべきところがあります。それは、戦後の沖縄においては「ハンセン氏病予防法」が制定され、「在宅医療制度」等が実施されたという事実があるので、当時の本土と同じような形で隔離政策が行われたとは言い難く、それとは違ったハンセン病政策がなされた可能性があるということで、沖縄在住の原告の損害を減らしたのです。

今、森川さんのお話は二つのことを私たちに教えてくれました。一つは、この「ハンセン氏病予防法」はハンセン病の患者さんを隔離する法律だということです。同法は、一九六三年にできています。熊本地裁判決は、遅くとも一九六〇年にはハンセン病隔離政策は憲法違反になっていたと言っています。その三年後に、ハンセン病の患者さんを隔離する法律を作っているわけです。森川さんのお話は、この「ハンセン氏病予防法」は隔離法であるという問題を明確にしました。これが第一です。

第二に、「ハンセン氏病予防法」における「在宅」というのは、「在宅治療制度」ではなく「在宅予防措置」だということです。これを「在宅治療」という形で読み間違えると、戦後における沖縄のハンセン病政策の理解を間違うことになるのではないかと思います。実際、森川さんの本にも書いてありますが、「ハンセン氏病予防法」が施行された後も、沖縄では毎年五〇名、四〇名、三〇名という新しく診断された人たちの収容が続いています。

さて、本当にごく概略的に沖縄におけるハンセン病隔離政策の歴史を見てきたわけですが、森川さんは、沖縄におけるハンセン病隔離政策の歴史、そしてその特徴を見てこられて、現在、沖縄が置かれている平和と基地の問題との関連性についてはどんなふうに考えておられますか。

森川　今まで話してきたように、沖縄の「ハンセン氏病予防法」は、正当な理由のない隔離を続けた法律でした。それにもとづくハンセン病隔離政策は、ハンセン病への差別を作出、助長してきました。私が言いたいのは、この差別政策を沖縄に押し付けたのが日本であって、その反省が日本にあるのだろうかということなのです。この反省は驚くほどありません。さらにハンセン病隔離政策は、日本だけでなく植民地であった朝鮮や台湾でも行われています。そして隔離政策の責任論は植民地支配の責任論と切り離せません。しかし、沖縄については、一九九八年に国賠裁判が始まった時、「沖縄のハンセン病患者は日本より恵まれていた。なぜなら琉球政府の「ハンセン氏病予防法」が在宅治療を認めていたからである」と、そう理解されていたのです。差別政策を押し付けられた沖縄で、患者がどれほど苦しむことになったのかということに対する理解が、まったく足りていないと思います。

戦後の沖縄の新聞が「野放しのらい患者が何百人もいる」と記事を書いています。感染の恐怖をあおって「隔離せよ」と言っています。しかし同時に、病人を指して「野放しだ」と言えるのは、差別のお墨付きを得ているからです。そのお墨付きは、日本から沖縄に持ち込まれたものです。それにも関わらず、恵まれていた、救われていたと言われてしまえば、患者の立場からすれば、差別の被害者として黙り込むしかなくなるのではないでしょうか。

同じことが基地問題についても言えそうです。憲法九条が禁止したはずの戦力が沖縄には集中的にあります。その上で、お昼寝をしているのが日本国民であるように見えます。沖縄でどれだけ「基地はいらない」と大声を出しても、「そういう情報がこちらには届きません」という言葉が返ってきます。まず、日本政府が率先して「沖縄の意見は聞きたくない」と言っています。そういう政府のお墨付きを得て、沖縄の平和運動に対してヘイトスピーチが行われる。新たな形で沖縄差別が、今、作られようとしています。

ハンセン病患者は療養所の中に入り、その外では暮らせない、というのがハンセン病差別です。同様に、沖縄の人間は基地被害の中で暮らせ、それが唯一の解決策である、というのが沖縄差別です。沖縄のハンセン病差別の特徴は、沖縄的な何かにあるのではなく、「沖縄が日本であるならば患者隔離を徹底しろ」という強い圧力がかかったことにあります。まさに今、この圧力が、沖縄の平和運動に対して加えられています。「日本国民であるならば日本国政府に従え」と。沖縄が新基地建設反対という形で沖縄らしさを表現すると、その沖縄らしさをねじ伏せようとしてきます。あきらめるべきなのか、あきらめた方がいいのか。そのように沖縄は選択を迫られています。

しかし、今、これをあきらめてしまったら、基地なき沖縄という将来像は描けるのかという大きな疑問があります。「普天間はダメだけれども辺野古はいい」というようなことはとても言えません。だから、あきらめきれない人は「これをあきらめてしまったら私は私でなくなる」と言います。「基地問題はアイデンティティの問題だ」と言える人が沖縄にはまだたくさんいます。これに対して、今、「あきらめろ」という圧力がかかってきています。そういう圧力が沖縄の中で醸成されてきています。次第に基地反対の声が小さくなって、そして黙り込む人も出てくるでしょう。これは、日本から持ち込まれる差別の方法が、沖縄で威力を発揮するということです。

もちろん沖縄らしさは他の点に求めることができます。基地問題は政治思想の次元の問題でもあり、政治的に沈黙すれば、この圧力から解放されます。つまり差別の理由を棄てることができます。この点でハンセン病差別とは異なるように見えます。しかし沖縄の平和を手放せない者がいるから、そのような者らを狙って政治的に圧力が加えられています。それゆえ差別に屈しないで、「みるく世向かてぃ」という今回のテーマがあります。

徳田　本当にもう少し議論を深めたかったのですが、私からもひとこと言わせてください。先ほども話しましたが、ハンセン病家族訴訟をやっておりまして、沖縄におけるハンセン病の差別の根深さと現在性ということを強く感じたのです。それがどういう原因に由来しているのかを考えた時に、先ほど説明のあった「嵐山事件」とか「屋部の焼き打ち事件」等における住民の苛烈ともいうべき行動が、まさに日本政府が絶対的隔離政策を確立した一九三〇年代から起こっているという点です。国策としてハンセン病隔離政策を徹底していくという状況の中で、住民の苛烈と言っていいような迫害が誘導されているという事実です。そして、沖縄におけるハンセン病隔離政策は、日本軍による銃剣を持っての強制収容をもって完成に近づきました。それが米軍占領下に引き継がれたのです。こうした歴史を見ると、沖縄におけるハンセン病隔離政策の歴史そのものの中に、現在の沖縄においてもハンセン病に対する差別、偏見が根強く残り続けている背景として指摘することができるのではないかと思っています。そしてそのことは、沖縄の皆さんが直面する平和と基地の問題とも同じような歴史的背景と構造を持っているのではないかと感じています。

森川　私からもぜひ質問をさせてください。ハンセン病問題については二〇〇一年の熊本地裁の違憲判決があり、この判決がその後の国の政策を大きく展開させています。そして今また家族訴訟が提起されています。こういう訴訟やそれに取り組む弁護団の姿勢はとても素晴らしいものがあって尊敬の念を抱いています。だからこそ聞きたいのですが、裁判で国の差別政策の法的責任を認めさせることができた理由は何でしょうか。今、沖縄では基地問題が法的な問題になっています。法的に基地問題を争う上で何かヒントのようなものをいただけないでしょうか。

徳田　これは大変難しい問題で、私のような一実務家が答えられる質問ではありません。しかし、森川さんからそういう質問をいただいていたので、私なりに考えてきたことをお話しさせていただきます。

確かにハンセン病の問題と沖縄における基地問題の歴史的背景は共通しています。しかし、これを法廷で争うという場合には、大きな相違点があります。ハンセン病問題は、過去の政策の過ちを問う問題だということです。ですから裁判所は比較的自由に憲法判断等を行うことができますし、人権という視点から問い直すということもできるわけです。ところが沖縄の基地問題は、現在進行している国策を正面から阻止しようという問題です。つまり裁判所は真っ向から国と対決しなければいけません。そういう課題として受け取るわけで、最初から裁判所の腰が引けてしまう。過去の政策を問う問題と現在の国の国策を正面から止める問題だという、この違いがもたらす裁判所の基本姿勢の違いということがあるのではないかという気がします。

ただ、ハンセン病訴訟を担ってきて得た教訓の一つとして言えるとすれば、当初は本当に孤立した裁判でしたが、判決前後を通じて広く、広く全国的な支持を得ることができたという点です。多くの人たちがハンセン病問題というものがあることを知り、それを一人ひとりの生き方の問題として考えようとする、そうした流れを生み出すことができたという感じがしています。

現在、沖縄においての基地をめぐる法廷闘争について、この裁判が行われているということ、あるいはこの裁判がどういう意義をもっているかということを、私たちヤマトの人間があまりにも知らなすぎるのではないかと思います。沖縄県外に住んでいる私たちが、自分の問題としてどれだけ沖縄における基地の問題、あるいは基地をめぐる裁判闘争というものを知ろうとしているのか、そこに今後解決すべき大きな課題があるのではないかと思っています。

口はばったい言い方ですが、ハンセン病市民学会は「差別の連鎖を断つ」ということをメインテーマとして発足し、今日までその活動を続けてきました。その意味で、沖縄のみなさんが置かれている差別的な状況に対して、私たち市民学会に参加している一人ひとりがどのように関わるのか、それが今私たち市民学会にとっての存在意義に関わる問題ではないかと感じています。できれば、私は東京地裁でこのような基地問題をめぐる沖縄の差別的状況を問う裁判を提起していただけないかと考えていまして、全国的にその裁判を支援するいろんな形の運動を組めたらいいのではないかと考えたりしています。

大事な問題がたくさんありすぎて、聞いておられた皆さんも、もっと掘り下げてほしいという思いもあったと思います。しかし、実は一時間で終われという指示をいただいていますので、森川さんも多分もっと言いたいことがあったと思いますが、これで私たちの対談を閉めさせていただきたいと思います。

訓覇　最後に私からも質問をお願いしてもいいでしょうか。今日の森川さんの話の中で、沖縄にハンセン病隔離政策というものが持ち込まれてくる前、沖縄には国辱や救らい、療養所に収容されて救われるという考え方もなかったとおっしゃいました。非常に強いインパクトがあったのですが、しかし愛楽園ができる時には、もう「救らいの殿堂」というような言葉が急速に作られていく中で、宗教的な考え方が果たした役割というような言葉が出てきています。その前の年にはＭＴＬ相談所が開設されています。私は宗教者でもありますので、その宗教者、特にキリスト教は大きな影響を与えたと思うのです。「救らいの殿堂」というようなことについて、森川さんが思っておられることがあったらお聞かせください。

もう少し加えると、実はこの問題は、逆に森川さんから私が示唆を受けたことでして、宗教は、協力したというよりも、むしろ積極的に宗教的救らいというようなものを利用して隔離政策というものが展開されたのだということさえ、以前、おっしゃっていたことがあります。そのことを沖縄に則して、救らいという問題について考えていきたいということが森川さんの本に書かれていることもありますので、もう少しＭＴＬとの関係についてだけでも教えていただけないでしょうか。

森川　私には難しい質問です。青木恵哉さんの『選ばれた島』は面白い本で、何度も読みました。彼は沖縄の患者さんを訪ね歩いてキリスト教の伝道をしたわけですが、その中で親しくなった人の中に三線の上手な人がいて、いつも歌ってくれるが、私は沖縄の音楽が好きになれないと書いています。そしてその三線の上手な方の病気が進行して喉がつぶれて歌えなくなると、「あー、助かった」と。正直な人だと思います。信仰も真っすぐです。ただ伝道のために、彼は戦後も沖縄に残ります。そして晩年になって「救らい」思想よりもプロミンのほうがハンセン病には効いたことを認めるようになります。教えに導きたい人を導けない。それが青木の悩みでした。

訓覇　また私自身の課題にしたいと思います。徳田さん、最後に何かありますか。

徳田　私は今のお話を聞きながら、「救う」という考え方というものが、ハンセン病隔離政策の中で非常に大きな影響をもたらしてきたのだと考えています。これは宗教的な意味だけでなく、「救う」という考え方そのものが、隔離するという政策を実に美しく隠してきたのではないでしょうか。先ほど「愛の火でらいを焼き払う」という、光田健輔の言葉が紹介されましたが、まさにここに表れているわけです。実際に「焼き払う」に等しい政策を推進していながら、「愛の炎で」というような形で美しく飾りながら、こうした政策を進めようとしています。沖縄の問題を私なりに考える時にも、国家というのは絶えずそうした形で政策の本質を美しく飾りながら、あるいは大量のお金をばらまきながら推進していこうとするということを、ハンセン病の問題の中から学んだという感じが強くしています。時間が足りない中でえらそうなことを申し上げたかもしれませんが、私はハンセン病問題をさまざまな形で追求することと並行して、沖縄における基地と平和の問題を自分の問題としてあらためて考えるきっかけになったという意味で、今回のこうした企画はとても私にとってありがたいものだったと思っています。

訓覇　ありがとうございました。来年は、宮古、八重山でこの市民学会を開催することになっています。そういう意味でも、今日このテーマでお話しいただいたことを、来年まで、私たちも聞いた者として深め、考え、また展開させていくことができればと思います。お二人には本当に短い時間の中でご無理を申しあげた対談になりました。ありがとうございます。（拍手）

ご清聴いただきましてありがとうございました。

全体会第二部

リレートーク ハンセン病問題と沖縄の基地問題

●発言者
目取真俊
上里　榮
奥間政則
玉城江梨子
島田善次
神谷誠人
浦島悦子

●司会者
吉川由紀

吉川由紀（よしかわ　ゆき）
一九七〇年生まれ。沖縄愛楽園交流会館企画運営委員。論文に「ハンセン病患者の沖縄戦」「沖縄県民の疎開と対馬丸撃沈事件」などがある。分科会Ｄ「体験者から非体験者への継承を考える－沖縄戦継承の現場から」をコーディネートする。

吉川由紀　皆さんこんにちは。第二部リレートークの司会を務めさせていただきます、吉川由紀と申します。沖縄愛楽園交流会館の企画運営委員をしています。昨年七月、この沖縄大会の準備会が発足した時、集まったみんなで確認したことは、沖縄で市民学会をするのだから、ハンセン病問題を通じて今沖縄で起きている人権をめぐる闘いを全国の皆さんに知って欲しいということでした。ハンセン病回復者の方たちがご自身の存在をかけて長い問闘ってこられたように、沖縄も戦後七三年、もっと言えば近代日本に組み込まれて一四〇年余り、沖縄で生きる人びとはその尊厳をかけて穏やかに生きるための闘いを続けてきました。

ハンセン病問題と沖縄の基地問題をつなぐ方をご紹介します。大西照雄さんです。沖縄で新しい基地を造らせないと活動している人びとの中で、いつも中心におられました。お亡くなりになって、もう五年が経とうとしています。本島北部の中学校などで長く教員をされて、平和学習では早くから沖縄愛楽園の沖縄戦、ハンセン病患者だった方たちの沖縄戦を取り上げておられました。今から一六年前の二〇〇二年三月、愛楽園で入所者の聞き取り調査が始まったとき、その第一回の調査からボランティア調査員として参加してくださいました。そして夕方調査が終わると、「みんなカヌーの練習に行きませんか」と私たちを誘いました。今の辺野古のカヌー隊につながるものです。私は、「巨大な国家権力に手漕ぎのカヌーで立ち向かうの？　無理じゃない？」と正直思いました。しかし今、そのカヌー隊が海での座り込みを必死で続けています。

沖縄でハンセン病問題に向き合うことは、沖縄が抱える様々な人権をめぐる問題、とりわけ、沖縄に基地が集中することによって発生する問題に立ち向かうことと同じなのだ、人としての尊厳を守る闘いに身を置くことなのだと知らされました。大西先生がいたら、きっと今日のこの試みを間違いなく喜んでくださっただろうと思います。八人目のパネリストとして紹介をしました。

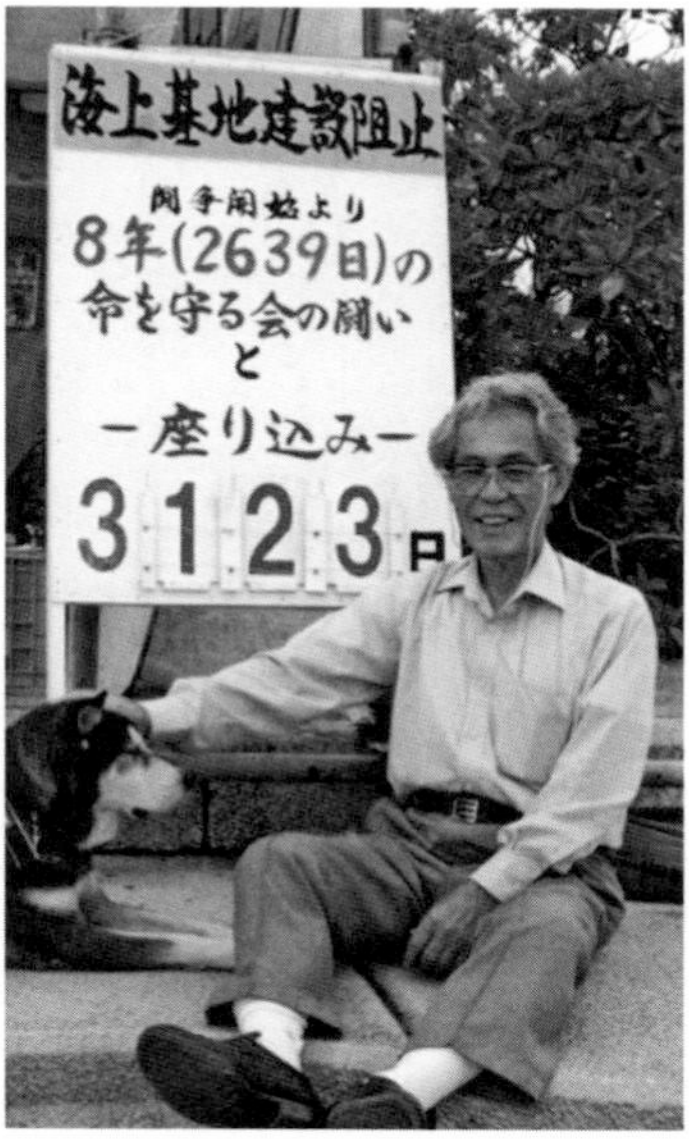
海上基地建設阻止
闘争開始より
8年(2639日)の
命を守る会の闘い
と
―座り込み―
3123日
大西照雄さん

このリレートークは第一部の対談を受けて、戦争も差別もない不当な抑圧がないこれからの沖縄そして日本の社会をどうやって創っていくか、具体的に思い描くことができるようにするために企画しました。ハンセン病問題と沖縄の基地問題を知る方々から、それぞれのお立場で、これまでのご経験を通してお考えになられたことをご発言いただきたいと考えています。発言時間はお一人一二～一三分を予定しています。発言順は資料集の内容とは少し違いますので、ご了承ください。それでは早速、目取真さんからお願いします。

目取真俊（めどるま しゅん）

一九六〇年生まれ。小説家。『水滴』（芥川賞一九九七年）『魂込め』（川端康成文学賞二〇〇〇年）『眼の奥の森』（影書房二〇〇九年）『目取真俊短編小説選集』全三巻（影書房二〇一三年）、『沖縄と国家』（辺見庸と共著、角川新書二〇一七年）など著書多数。ブログ「海鳴りの島から－沖縄・ヤンバルより」で米軍基地問題について発信を続ける。

　一九六〇年代の後半、まだ小学校の低学年だったと思うが、家族と一緒に愛楽園に行った時のことを憶えている。子どもの私は車から出ないように言われ、閉め切った窓の外を見ないようにとも言われた。それでも外を見たのだが、その時の光景が後ろめたさとともに目に浮かぶ。差別はすぐそばにあるし、自分の内にもある。今回は基地問題とともにそのことを考えたい。

目取真俊　こんにちは。目取真と申します。最近はあまり小説を書かないで辺野古の海でカヌーばかり漕いでいるので、今日私が呼ばれたのは、辺野古の海の状況について話してほしいということだと思います。ゲート前には行かれた方もあるかと思いますけれども、なかなか海の現場を直接見ることがないと思います。百聞は一見に如《し》かずで写真や動画で、今の海の状況を伝えたいと思います。（映像を映しながら）

　こういう晴れた日はとてもきれいな真っ青な海です。辺野古のカヌーチームを「辺野古ぶる」と呼んでいますけれども、この海の色からきました。ここでカヌーに乗って、いつも抗議行動を展開しています。これは平島という島から、休憩を取って今から海に出ていくところです。このように空中に浮いているように見えるくらい、澄んだ海なんですね。

　次に、ここは長島という島の近くですけれども、これでだいたい水深四メートルから五メートルくらいあります。こうやって海底が透けて見えるくらい本当に透明度の高い海で、海上保安庁の皆さんもその素晴らしさは口にするんですね。下の方の茶色く見えるのは大きなサンゴの塊です。何千年という時間をかけて育ったサンゴが埋め立て予定地のすぐ近くにあります。このサンゴと同時に、海底にはこういった海藻、海草が茂っています。この現場は今はもう近づくことができません。護岸工事の内側になっている場所です。底は砂地ですのでジュゴンの餌になるアマモとか、海草が緑の草原のようにずっと広がっています。この間『琉球新報』、『沖縄タイムス』が報じたのがこの汚濁防止膜です。削られたというのはこの藻場なんですね。これが全部もう、引きちぎられてしまうわけです。

ここは藻が茂っているからいろんな生物が住んでいて、ウミガメの姿が頻繁に見られます。これは二週間くらい前に撮ったものですけれどもアオウミガメが呼吸をしに顔を出しているところです。今毎日のようにカヌーを漕いでいると、カメの姿を頻繁に目にします。これは浜に産卵に来ているわけです。私の祖母は明治の生まれですけれども、羽アリが飛ぶ時期になったらウミガメが上がって来るよとよく言っていました。ちょうど五月のこの時期からウミガメが産卵に上がってきますけれども、今この砂浜がどうなっているかということなんですよ。これは去年の夏場、緑のネットで保護されているところはカメが産卵した場所です。ここはキャンプシュワブの砂浜で、そこにどんどん石が投下されています。本部や国頭の採石場から運ばれてきた石が投下されて、砂浜を埋めているわけですよ。この黄色いフロートの前に立っているのは、全部海上保安庁の職員です。カヌーが近づいて阻止行動をするのを止めるために彼らはここに立ちはだかって、近づくとカヌーを捕まえるわけです。そうやって石がどんどん積まれていって仮設道路が造られ、約半年経って今どうなっているかと言ったら、砂浜が仮設道路で塞がれてきました。左側にまだわずかに砂浜が残っていますけれども、これももう二〇〇メートルぐらいです。この右側に石が積まれているところは一キロぐらい砂浜があるんですけれども、カメが上陸することもできないような状態になっています。

そういうなかで、二〇一四年の八月からずっとカヌーは海に出て抗議行動を続けてきました。海保は浅いところでは、自ら海に入ってカヌーを捕まえてきます。沖合に出ると、こういう具合にカヌーをゴムボートで追っかけまわして鉤爪で引っかけたり、あるいは海に飛び込んで捕まえに来るわけです。カヌーというのは非常に非力ではありますけれども、動力船みたいに海保は規制がしにくいんですよ。だから逆にカヌーの優位性もあるんですね。普通の動力船で入っていけない場所に、カヌーだと入れるところもあるわけです。それをですね、海保が海に飛び込んできてわざとひっくり返して海に落として、うちのメンバーを捕まえていくわけです。その中でけがが人が多かったものですから、海水を飲まされて苦しがったり、あるいは拘束される際に床に叩きつけられたりしてけが人が出たものだからこちらも写真を撮ってですね、証拠を残して裁判に訴え、告発してきました。これは女性メンバーが海保に必死で抵抗しているところです。この場所は辺野古の岬、地図で見ると尖ったところですね、そこのところです。浅い時には潮が引いてですね、底が透けて見えますけれども、この場所が今こうなっています。埋められて着々と沖に向かって護岸工事が進められているわけです。かつての面影がもうないんですね。以前この場所は、アダンが生い茂って緑が豊かな場所だったんですよ。これは、ちょっと遠くから見たところです。左側にはまだアダンが残ってますけれども、右側の方もアダンの茂みが覆っていました。これを切り払って護岸工事を進めているわけです。辺野古に行くと、松田の浜というキャンプシュワブのフェンスがある場所があります。いつもここからカヌーは出て行きますけれども、これは去年の七月二五日の光景です。沖の方はまだ水平線が見えて、何も遮るものがないです。ところが今現在こうなってます。同じ場所から写真を撮ったらですね、もう水平線が見えないんです。こうやって護岸がですね、延々と伸びてこの場所はK1、K2、K3という場所ですけれども、もう合計したら七〇〇メートル位多少折れ曲がりながらですね、目の前を塞いでいるわけです。皆さんよく新聞とかテレビで報道を目にすると思いますけれども、ここまでもう現状として工事が進んでるんですよ。そばに行くと、こういう状態です。捨て石、砕石を投下した後に打ち固めて表面にこういう風に被覆ブロックを積んでいくわけです。これもまだ三日位前の写真ですけれども、その護岸のそばまで行った時の写真ですね。下から見上げるとこういう具合になっています。この上を石を積んだダンプカーが通ってるのが見えます。荷台に石が載ってますけれども、その向こうにクレーンがあってですね、そのクレーンでモッコに石を下ろして海に落とすわけです。この辺りは大潮の干潮時こんなに浅いんですよ。下にいるのはヒトデです。こういったヒトデがたくさんいます。防衛局はデータブックに載ってるような希少な生物は移植すると言われていますけれども、こういったものは全て生き埋めです。貴重な生物が、毎日毎日こうやって殺されていってるわけです。これは先ほど見た護岸とはですね、反対側から工事を進めてる護岸です。これはK4護岸といって全長では一キロ以上ありますけれども、両サイドから護岸工事が進んでいくものですから、やがてこの隙間が埋められようとしているわけです。左側の護岸の先端、右側の真ん中、一番右端のですね、三ヶ所にあるクレーン、これはそれぞれ、全部石を落とす作業をしているわけです。一番左側と真ん中のですね、護岸の間はもう二〇〇メートルから三〇〇メートルしかありません。今月末から来月の初旬にはですね、こっちがつながっては中の海の潮の流れが遮断されてしまうんですよ。潮の流れがなくなれば海は死んでしまうんですね。だから現場からしょっちゅう翁長知事に、早くですね、埋め立て承認の撤回をして、たとえ二週間であれ一ヶ月であれまず工事を止めて欲しいというのはですね、ここまで切羽詰まった状況になってるからなんですね。そのことはぜひ皆さん、しっかり認識して欲しいと思います。この周りを囲ってあるオイルフェンスを越えて、いつも抗議をやっています。オイルフェンスといっても小さなものじゃないんですよ。カヌーが入らないように大きなものをですね、設置してカヌーを入れる時に海に落ちる人がよくいます。カヌーを、妨害もしてきます。苦労をして中に入れてですね、漕いで抗議しているのが日々のカヌーチームの行動になっています。

次に動画をご覧になってください。これは作業船がですね、作業をしているのをこのロープにすがって一人で抗議しているところです。音を上げてもらえますか。わざと船をジグザグに動かしてカヌーから落ちるようにするんですね。こうやってですね、海に落ちるのはよくあるんですけれども最初やっぱり怖いんですよ。今はもう慣れていますけれども、船に引っ張られながら左手でロープをつかんで右手で写真を撮りながらですね、抗議行動をしているところです。あとまたこれは、船で同じようにオイルフェンスを張ろうとしているのに対し抗議しているところです。海上保安庁のゴムボートが拡声器でですね、こちらの船を止めようとしているところです。言うことを聞かなければ、体当たりしてきます。こういったことを毎日やっているわけです。これはですね、先ほどの仮設道路のクレーンで石を投下してる先端部までカヌーで行ったところです。クレーンで石を吊ってるワイヤーロープにカヌーメンバーがしがみついてるもんだから工事は止まってるんですね。ここまで来るのにオイルフェンスを四回越えてですね、ここまで来るのは非常に難しいんですよ。だけど何回かはこういうふうに工事を実力で止めてます。あとこれは、オイルフェンスを越えてカヌーで抗議するところですね。こうやって海上保安庁が飛び込んできて、拘束するわけです。冬の寒い時期は海に落ちると大変なんですよ。上がった後にも、ガタガタ震えてですね。こういった行動が今でも毎日のように続いています。こういった行動の一回一回は確かに捕まりますけれども、カヌーで抗議行動をすることによってですね、実際に工事は遅れていくんですね。それは現場でやっててよく分かります。

最後にですね、一番最近これは昨日の映像です。工事がどこまで進んでるかですね、よく分かりますので見てください。マスコミというのはオイルフェンスの外からしか撮れませんので、実際にすぐそばまで行ってカヌーチームしかこういったものは撮れないんです。これは海保のゴムボートに捕まって、ゴムボートの上から撮ってる映像です。私が先ほど言った仮設道路ですね、海岸線をずっと砂浜を覆い隠してここまで延びてます。向こう側はずっと砂浜なんですよ、本当は。これが先ほどの護岸ですね。これは、内側から見ているところです。この先端まで今工事をしていて、先ほどのところともうすぐつながるわけです。これがつながったら今見ているこの海はもうおしまいなんですね。何とかその前に、皆止めたいわけです。本当はもっと詳しくいろいろ話したいことがありますけれども、時間がないからこの映像だけ紹介します。是非ですね、辺野古の現場に来るなりあるいは自分が生活している場で、この海を守るためにこの沖縄への差別をやめさせて基地の集中をこれ以上ひどくさせないために、沖縄県民にこれ以上の犠牲を強いないためにですね、できることをみんな頑張っていきましょう。ありがとうございました。

上里榮（うえさと　さかえ）

一九三四年、宮古島平良久松生まれ。八歳か九歳でハンセン病発病。一九四四年、南静園少年舎に入所。激しい空襲で南静園が全焼し、壕の中で負傷した叔父さんの世話をしたが亡くなった。自分もマラリアにかかり苦しめられた。同じ部屋で生き延びたのは自分だけだった。戦後、一時自宅にいたが病気が悪化した。一九四八年、一四歳で再度南静園に治療のため入所した。一九四九年、プロミン注射第一号。一九五五年三月、園内の稲沖小中学校第一期卒業生。一九五六年、治癒し退園のため自動車免許を取得。那覇でタクシーの運転手をする。一九六六年、三二歳で愛楽園に一年間入所し、ボイラー免許取得。退園後、ガラス工場やタクシー運転手をしていた。一九六九年、三五歳で愛楽園のボイラーマンに採用され、六〇歳の定年まで山原ですごす。一九九三、退園後六〇歳から宮古島で暮らし始める。二〇〇三年、七〇歳で生まれ部落の近くに家を建てる。小学校の同窓会の案内があり、六一年ぶりに皆に会って嬉しかった。

「みやこ・あんなの会」で南静園の入所者に戦争中の体験を聞き取り調査し、結果を第七回ハンセン病市民学会で発表した。現在、八三歳。

南静園の見学者に自分の体験や南静園の歴史を説明するボランティアガイドをしながら、「ミサイルいらない宮古島住民連絡会」のみなさん達と一緒に、自衛隊のミサイル基地や弾薬庫建設工事に反対する活動に参加しています。

このままでは宮古島は軍事要塞化されます。島中に自衛隊施設や海上保安庁の施設が増強し、飛行場も軍事利用されかねません。皆さん、一度実際に宮古島に来て見てください。静かな村の御嶽が破壊され、自然破壊が進み、ずさんな工事のため、近隣住民への健康被害が出ています。南静園での戦争の苦しみを体験した当事者として、宮古島の現状を何とかしたいと考えています。ぜひ、皆さんに宮古島のことも忘れないようにしていただきたいと思います。

上里榮　皆さんこんにちは。宮古島から来た上里榮といいます。これから、南静園で戦争体験をしたことを話していきたいと思います。

私がハンセン病を発病したのは八歳か九歳でした。顔に赤い斑点が出てきて、痒くもなければ痛くもなくて私には病気だという自覚はありませんでした。だけどお父さんは、ハンセン病の人の症状に似ていると思ったようです。それで、私をあちこちの病院に連れて行きました。ある小さな医院のお医者さんから、マザに連れて行ったほうがいいと言われたようです。南静園に行く前の晩、母が泣いていました。何で泣いているのかと思って見ていると、お父さんから明日はマザに行くから早く寝ろと言われました。マザとはどこだろう、学校もあるのにと思いながら寝床に就きました。夜中に起こされて、父と二人で暗い農道や山道を五時間以上も歩いたかなと思います。お父さんが時間が早いからと言って、道のそばのくぼ地に座りました。私も疲れていたので座りました。夜が明けるのを待ってしばらく歩くと、建物が見え海も見えました。マザとはハンセン病隔離施設の地名だったのです。だけど、ハンセン病隔離施設が何をするとこで、何なのかは私は分かりませんでした。しばらくして白衣を着た人が来て、私の顔をジロッと見てからお父さんと何か話をしていました。お父さんは何も言わずに、そのまま一人で帰っていきます。私は大きな声でお父さん、お父さんと叫びましたが、振り向きもせずそのまま帰っていきます。置き去りにされた私はどうしてどうして、何で何でと泣いていました。しばらくして職員らしい人にでこぼこの坂道を連れていかれ、細長い寮に入れられました。周囲の人々の手足を見て、私はその病気じゃないのに何で私はそこに来ているか、泣いて怒りました。食事もろくにとらずに泣いてばかりいました。

三ヶ月くらい経ってから、部屋の先輩が鏡の前に連れて行って、お前の病気はこれだと教えられました。私はがっかりするとともに、何とか自分の病気を理解するようになりました。私が入ったところは、「天使寮」と呼ばれていた少年舎でした。長い廊下と四つの部屋があって、一五、六名の子どもたちがいたと思います。少年舎は、入所して一年も経たないうちに解散となりました。子どもだった私は何で少年舎を解散するか分かりませんでしたが、軍の命令で強制収容されてくる病人を入れる場所を確保するためだったようです。少年舎の子どもたちは、入所している同郷出身者や知人に預けられました。当時の治らい薬といったら、大風子油だけでした。私は同郷出身の夫婦に預けられました。

太ももなどに射つ筋肉注射です。これが痛くて痛くて注射のたびに泣いていました。

一九四四年一〇月一〇日、平良港に停泊していた貨物船が沈没されたとか、街も焼き尽くされたとか話が聞こえてきて、南静園も空襲が来るらしいよとの話になって、入園者は各自で防空壕を掘るようになりました。私は一緒に暮らしているおじさんと、寮から百メートルくらい離れた丘の中腹のアダンの木の下に、防空壕を掘りました。

一九四五年三月、一機の飛行機が南から北へ行きました。その時入園者は友軍だ友軍だと言って、万歳万歳して見送っていました。その飛行機は敵の飛行機で、納骨堂の上を急旋回してきたかと思ったらババーンと機銃掃射です。あっという間の出来事でした。

その時、即死一人、重軽傷者が五、六人いました。その五、六人の一人に私が世話になっているおじさんのお兄さんがいました。太ももをやられて、本当に銃弾が出ていったと思われる太ももの内側には生の赤い肉が見えました。これが人間の生の肉かと気持ち悪くなりました。一週間たって、繰り返し繰り返し、園が完全に燃え尽きるまで焼夷弾を投下します。私は以前に掘ってあった壕におばさんと隠れますけど、壕の上の木や草が燃え、その熱気と風に追われてくる炎に生きた心地がせず、おばさんと二人ふるえて泣いていました。

その時おじさんは漁に行って留守でした。凄まじい空襲を、海上の小舟から見ていたようです。私がおばさんと二人、何時間壕にいたか分かりませんけど、おじさんが帰って来たので防空壕をやっと出ました。その爆撃をきっかけに、ほとんどの入所者の皆さんは自然壕を探したり、崖下を利用したりして雨漏りがしない程度の小さな茅葺小屋を造って避難生活を始めました。

私たちも今度は園から二〇〇メートルくらい離れた海岸沿いに、避難小屋を造り避難生活を始めました。もちろん重傷を負ったお兄さんも一緒です。だけどぼろきれで巻かれた傷は治療することが出来ず、傷口から蛆虫が出てきて臭い匂いがしてきたので、仕方なく彼だけの小屋を造ります。私はおばさんが炊いた飯を届けたり、傷口を洗うための海水を運びます。お兄さんは私を見ると、今日は骨のかけらが何個出てきた、蛆虫が何匹出てきた等と話すので、私はその話が一番辛くて嫌でした。お兄さんは苦しみながら二カ月後には亡くなっていきます。その間、何の治療もできなかったのが本当に残念です。治療さえすればもっと生きられたのにと悔やまれます。

戦争はますます激しくなり、南静園にも兵隊がやって来て、近くの丘に高射砲などを据えるための穴を掘ったり、浜には上陸妨害の柵を作るようになりました。私たちは兵隊の作業の邪魔と言われて、園から約一キロ離れたところの島尻山に避難します。この島尻山での避難生活は、本当に本当に大変でした。先ほどの空襲と爆撃で園職員も一人もおりません。食料もなく、野草を食べたりして飢えをしのぐのですが、マラリアと餓死状態で一日に五、六人死んでいきます。

私もマラリアに罹って、高熱を出しておばさんに冷やされて生きてきています。八月一五日の敗戦も知らずに、九月の初めごろ園に戻って来ましたが、同室だった子どもたちは誰もいません。生きていたのは私一人かなと思いました。(後で二、三人生きていたのがわかりました。)

この一年間で一一〇人の方が犠牲になったと言われています。私が生き延びたのは、特別な体力があったわけではありません。優しいおばさん夫婦と一緒に暮らしていたおかげだと今も感謝しています。おじさんは実家のある村へ行き、お芋を貰ってきたり、お味噌を買ってきたり、私にひもじい思いをさせまいと、必死に頑張っていました。現在八三歳まで生きています。そういった体験から、戦争は絶対にやってはいけないと思います。

これから宮古島の自衛隊の話をしたいと思います。

七三年前、戦争中には島民五万人の宮古島の中に三万人の兵隊がやってきます。一九四四年一〇月一〇日、平良港に停泊していた貨物船が沈没させられ街も九割方壊滅させられます。海上も封鎖され、航空権も奪われ、三万人の兵隊は食料を現地調達しなければならないのです。兵隊は農家の農作物を盗んで飢えを凌ぎます。私は、馬小屋に繋がれていた馬も盗まれました。兵隊は泥棒です。当時宮古島には三つの飛行場がありました。現在あるのは、その飛行場の一つです。子どもも年寄りも、飛行場建設のために駆り出されました。皆様もご存知のように宮古島には米軍の上陸はありませんでした。だけど、艦砲射撃があります。現在のドイツ文化村というところの沖合に、イギリス軍が停泊して飛行場をめがけて艦砲射撃をします。七三年過ぎた現在も不発弾が出てきます。

このままでは、宮古島は軍事要塞地になる可能性があります。皆さん一度宮古島にもいらしてみてください。静かな村の御嶽（うたき）も粗末に扱われ、文化財も破壊され自然破壊がされています。レーダーの電磁波や杜撰な工事による、近隣住民の健康の心配もあります。軍事基地ができれば、攻撃の的になります。宮古島の人々は平和で静かな島に生活したいと思います。防衛局も市長も、住民の声を聞く耳がありません。本当に、自衛隊基地は私たちには要りません。どうもありがとうございました。

奥間政則（おくま　まさのり）

一九六五年生まれ。建設業。奄美大島で生まれ、現在は沖縄県の大宜味村在住。二〇一五年から基地反対運動に参加するようになり、高江や辺野古で政府のずさんな工事について土木技術者の立場で基地問題に取り組んでいる。去年から全国で講演活動を行うようになり、国策による差別をテーマにハンセン病問題と基地問題を訴えている。

> 私がハンセン病と向き合うようになったのは、二〇一五年が大きなきっかけとなる。この年は基地反対運動に参加した年でもあり、愛楽園に交流会館が開館したのもこの年で、交流会館にあるハンセン病証言集に記された父の証言で、差別を受けていた事実を初めて知った時の衝撃は大きかった。沖縄の基地問題もハンセン病の隔離政策も国が推し進めている国策であり、弱者に対するしわ寄せがくる構図は同じだということを全国で訴えている。

奥間政則　皆さんこんにちは。立ったり座ったりしながら話しますね。先ほどの司会者の吉川さんからの私のことをメディアの方には撮影しないで欲しいという話、これ実は、いろいろ事情があります。特に去年地元紙でハンセン病のことを記事にしてもらいました。ただその時にもともと名前を出さないで欲しいという話だったんですけど、名前が間違って出てしまった。そこで何が起きたか。自分の母ちゃん、あと親戚からいろいろと言われました。母ちゃん、父ちゃんはもう亡くなったんですけど、母ちゃんもやっぱりハンセン病ということをずっと隠してます。自分には一切話をしません。父ちゃんもそうでした。ハンセン病の患者っていうのは、皆さんやっぱり力強く発言できる方はほとんどいません。そういう中で、自分が息子として発言したことが活字になって新聞に出ると、それが親戚に伝わって親戚の方からも何で名前出したんだということがあったので、今回はできれば名前を控えて欲しいっていうことでお願いしました。ただこれはあくまで地元紙なんです。地元で報道されるとやっぱり皆さんこういうのは興味を持って見ます。特に今回のハンセン病市民学会は新報、タイムスが特集を組んでくれました。自分がやっぱりこういう発言をする中で、また母ちゃんに迷惑をかけてはいけないと思って、なるべく母ちゃんを守りたいんです。母ちゃんもやがて九〇歳になりますけど、やっぱり母ちゃんの話を未だにとを絶対に表に出すなと自分も母ちゃんの話を未だに聞いたことがないです。そういうことで、自分はちょっとメディアの方に発言の内容の報道を控えてもらいたいということで、後でまたご相談をお願いします。

まず基地の問題、自分のこの格好を見てちょっと違和感あると思いますが、自分は土建屋なんです。土建屋だけど基地反対運動に参加しています。どちらかと言えば、土建屋というのは基地を造る側です。だからほとんどの人から敵視されます。こういう服を着て行ったりしたら作業員か防衛局かと思われる位ですから、沖縄の基地の現状というのは、先ほど目取真さんが話していたように通常例えば海では海保、海上保安庁というのは海の安全を守る人たちです。その人たちが一般市民である我々を弾圧しているんです。今から見せますこれ、実は四月の二三日から二七日までに五〇〇〇人の阻止行動、五〇〇〇人の人を全国から集めて六日間止めようということで止めたのがこれです。この中でこれは全て、一般市民を機動隊が弾圧しているシーンです。こういうものものしい現場が、沖縄では繰り返されています。これは辺野古です。是非皆さんにお願いしたいのは、日曜日じゃなくて月曜日に時間のある方は辺野古に是非足を運んでください。こういう現状が、沖縄で起きています。これが安倍が言う美しい国日本ですよ。よく見てくださいね。これはゴボウ抜きにしているシーンです、全部。護送車も、これはもう機動隊がずらっと並んでます。本来はこんなに数はいないんです。この時、我々が五〇〇名を集めて阻止しようとした時に政府が何をやったかというと、一般の交番勤務あとは内勤しているような人たちを全部駆り出してここで我々の阻止をしたんです。要するにもし街で犯罪が起きても、お巡りさんはいないんですよ。街の中には。全部ここ（辺野古）へ来てるんですよ。こういう現状が、沖縄にあるんですよ。是非見てください。五〇〇人の阻止行動というのはそう頻繁にはできませんので、通常はもっと少ない人数で頑張っています、現場の方は。こういう感じでこれはダンプがずっと渋滞するくらい、連日三〇〇台以上のダンプが入って来てます。入ってきた石材が、先ほど目取真さんが見せた海へ投下されています。海がどんどん濁されて汚染されている。これが沖縄のこの辺野古の現状なんです。ここでは、法律は通用しません。我々一般市民を不当に逮捕していきます。それから車両でも違法車両、例えば過積載とか、自分も土建屋だから言いますけど、例えば一〇トンのダンプは一〇トン以上積んではいけないんですよ。法律にも抵触するようなことを、平気でやっています。しかもそういった違法ダンプを、取り締まるべきお巡りさんたちが黙認しています。これが現状なんですよ。例えば今、森友とか加計学園の問題でいろいろメディアが追及してますけど、沖縄の問題をヤマトのメディアが取り上げてくれていますか。全然ですよ。こういうことがいっぱい起きています。沖縄では。いろんな事故が起きます。いろんな事件も起きますよ。米兵の。見てください。これ全部機動隊ですよ。機動隊に周りを囲まれてるこの人たちは皆我々一般市民です。決して抵抗しません。我々は、非暴力で闘っています。これが現状だってことを是非見てください。ここで呼びかけたときに、全国から多くの方が集まりました。やっぱり日本の今のやり方に対して不満を持ってる方がいっぱいいますから、全国で呼びかけて五〇〇名毎日集めるつもりだったんですけど、七〇〇名とか八〇〇名とか六日間で総勢四七〇〇名の人が集まりました。声かけをすれば、これくらいの人が集まる。ということは、全国でもやはり日本政府に対して不満を持っている方はいっぱいいると思います。国の政策で行われていることが、法律を曲げてまでもこういうことをやっているっていうのが沖縄の現状なんです。沖縄では、沖縄戦がありました。自分の両親もそうでした。沖縄戦で苦しめられ

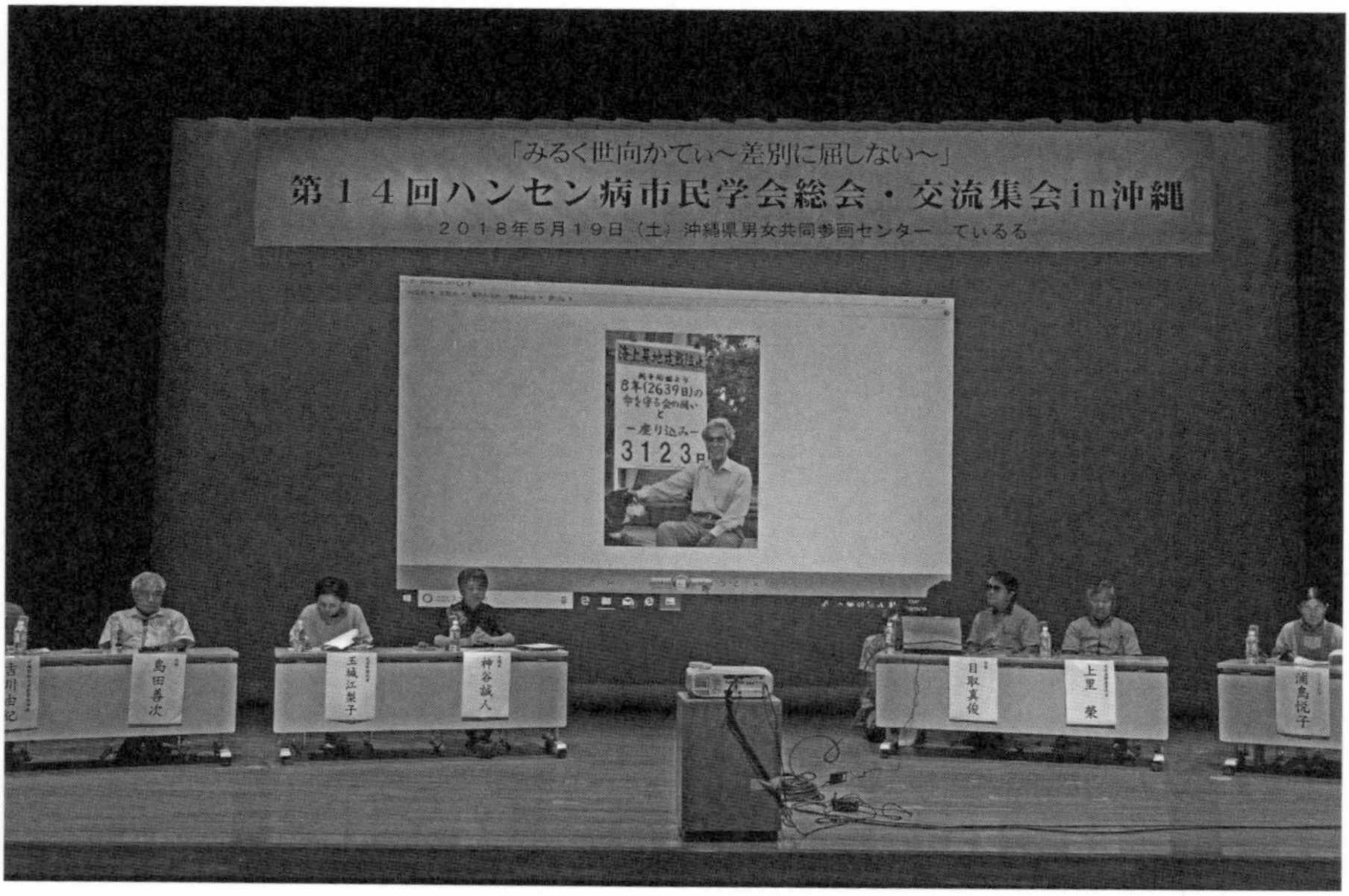
「みるく世向かてぃ～差別に屈しない～」
第１４回ハンセン病市民学会総会・交流集会in沖縄
２０１８年５月１９日（土）沖縄県男女共同参画センター　ているる
3123日

たんです。だけど、なぜまた沖縄に基地が必要なのか。よく考えてください。沖縄で、十何万という人が死にました。広島・長崎に原爆が落とされて日本人は多くの方が殺されましたよ。どこが、殺しました？　アメリカですよ。ここを造っているのは、アメリカのために今、日本政府が基地を造ってるんですよ。おかしいと思いませんか。これを是非皆さんに認識してもらいたい。自分は土木屋の立場で何をやっているかと言いますと、技術的な面から例えば工事にどんな不備があるか。自分は海上工事をやったことがありますから、先ほどの目取真さんが出した写真のようなそういう現場でやったことがありますから、どういう不備なのかということは大体分かります。一般的な闘い方と違うやり方で、今自分は闘っています。基地の問題はこれで終わります。

これから自分の父ちゃんの話、「ハンセン病と向き合う」というタイトルをつけました。今自分は全国で講演しています。このハンセン病の問題と、基地の問題を含めて話をしています。自分が生まれたのは、一九六五年です。父ちゃんが差別を受けてたと本当に知ったのが、二〇一五年です。計算したら五〇年です。明日愛楽園に行かれると思いますけど、愛楽園の受付にこういうカウンターがあります。そこに今日はそちらのロビーにも出されてたハンセン病の証言集、これが自分の今の運動の原点です。今日は五月一九日ですけど、二〇一五年の五月一九日に、自分は初めて基地の反対運動に参加しました。この五月一九日というのは、自分にとって特別な日なんです。ちょうど三年目です。自分はこういう基地問題に携わってまだ三年です。ハンセン病の問題に向き合うのも、三年目なんです。だから二〇一五年というのは、自分の大きなきっかけです。土建屋が何でこんなことをやるのかと、自分の両親は先ほど言ったように沖縄戦というのを経験しています。それと戦後、ハンセン病を発症していました。これも父ちゃんの証言集にありました。父ちゃんは何も語りません。語らないけど、証言集という形で沖縄戦にしろハンセン病の話にしろ残してくれました。手記と証言集で自分はいろいろなことを学びました。このハンセン病の証言集の五五〇ページに、父ちゃんの証言があります。この証言の中身をちょっと見せますが、これがハンセン病の証言集です。証言集の中身でこれは一ページ目なんですが、ちょっとこれアップにしましょうね。この※印を見てください。実はこの証言集五五〇ページには、自分の父ちゃんの名前はないんです。これは六〇〇ページくらいあります。そんな分厚い中で父ちゃんの証言を自分が探そうとしても、探しきれません。実はこの時にここ愛楽園の辻さんという方と名前も名乗らず話をしてたんです。そしたら辻さんの方から、あなたもしかして奥間さんですかと言われたんです。自分はびっくりしました。なぜかというと、自分が話している内容を辻さんがすべて分かっていたんです。なぜなら、この証言集の聞き取り調査をやった方がたまたま辻さんだったんです。辻さんと出会わなければ、自分はこの証言集にたどり着けませんでした。証言集には手記にも書いてないこともいっぱい書いています。皆さんこの証言集はこの資料集の中の九ページ、一〇ページをちょっと見てください。ここにA4で二枚分くらいいろいろ書いています。一〇ページの七番目と八番目のところに、今のこの運動に関わったきっかけ、それとこの証言集で知った事実、全てこれに書いています。この証言集の中で、自分はウチナーンチュですけど生まれたのは奄美大島なんです。奄美大島の和光園というところ、全国で唯一断種・堕胎がなかった施設がこの和光園なんです。なぜ父ちゃんは和光園に行ったのか、ここに書いています。妻と知り合ったのも和光園と書いています。母ちゃんは愛楽園に入らず和光園に入ったんです。ちょっと話が長くなるので飛ばしますが、自分の父ちゃんは実は愛楽園から逃げて南静園に行きました。先ほど上里さんが話した、南静園です。宮古に逃げました。宮古で暮らした内容も手記には入っていました。実は宮古から手の治療をするために長島愛生園に治療をしに行くつもりだったんですけど、たまたま冬場でだんだんだんだん北上していくと寒くなっていったと。寒くなったから仕方なくて奄美大島で降りたらしいんですよ。本当に偶然ですよこれ。仮にそこで父ちゃんが降りなければ、母ちゃんと出会わなかったんです。母ちゃんと出会わなければ自分は生まれなかったんです。いろんな意味で、この父ちゃんの証言集が語ってくれたことは、今自分がここにいる意味が収録されています。この証言集の中に書いてますけど大西先生という方が敬虔なカトリックだった。国から断種・堕胎をやれと言われても聖書の中の教えとは違うと、国が何と言おうと子どもを産みなさいと言ったのがこの和光園なんです。愛楽園はどうだったか、愛楽園は違いますよ。これも証言集で分かりました。愛楽園の婦長さんが人を捕まえて引っ張って来て切ったと書いてるんです。これが断種のことです。堕胎はどうなるかと、これは本当は仁雄さんに話してもらいたいくらい、堕胎というのは注射針をお腹に中にいる赤ちゃんにめがけて打ち込むらしいですよ。父ちゃんがもうだいぶ経ってから愛楽園に行くときに、婦長さんをバス停で見て、その時に「婦長さん、あなたは何でそんなことをやったんだ」と聞いてるんです父ちゃんは。その時に「その時はそういうことだから仕方なかった」っというのが看護婦の言い方なんですよ。分かります？　国策であれば看護婦でも人を殺していいっていうことなんです。今現在、沖縄で起きている基地問題もそうです。国が造れと言えば造る、沖縄に押し付けると言えば押し付ける。自分が気づいたのは国策です。

最後もうちょっと時間がないんでまとめますけど、『ＤＡＹＳ　ＪＡＰＡＮ』という雑誌があります。その中で自分は、こういうことを訴えてます。『ＤＡＹＳ　ＪＡＰＡＮ』あと『週刊金曜日』、こういうのに自分は記事を出しました。国策によって我々弱者が虐げられる、こういうことはあってはならないということを訴えています。今年三月の二八日に官邸前に行きました。官邸前に行ってマイクを持つ機会がありました。その場では安倍おろしで盛り上がってますけど、沖縄の基地問題について一般の人たちに向けて訴えましたが、やっぱり普通に通り過ぎます。見て見ぬふりするＯＬ、あとサラリーマンもいます。その人たちに向けて、大きな声で言いました。「いい加減目を覚ませ日本人！」。これはみんな、びっくりしましたよ。

信号待ちをしている人たちもこっちを振り向きました。本当に、「目を覚ませ」って言いたかったんです。沖縄の現状も含めてハンセン病も含めて差別といったものがどんどん横行している、これはやっぱり直さないといけない、見直すべきだっていうことを自分は日本人に訴えてます。

玉城江梨子（たまき　えりこ）

一九七九年生まれ。琉球新報記者。琉球大学大学院人文社会科学研究科修了。二〇〇四年琉球新報社入社。編集局運動部、南部報道部、社会部などを経て現在、デジタル編集担当。二〇一二年、連載「住民と共に　戦後沖縄の保健医療の足跡」でファイザー医学記事優秀賞。二〇一七年、Ｙａｈｏｏ！ニュースと共同でＷｅｂ動画「３分で知る沖縄戦」「５分で知る沖縄　戦後の基地拡大」制作。

二〇一七年一二月、宜野湾市の保育園と小学校に相次いで米軍機の部品が落下する事故が起きた。子どもたちが日中のほとんどの時間を過ごす、最も安全が確保されなければならない場所が事故現場になった。事故自体も大きな問題だが、それ以上に深刻なのが、事故直後から保育園、小学校に誹謗中傷のメールや電話が相次いだことだ。声を上げた被害者を中傷し、さらに傷つけるということがこの社会ではたびたび起きている。

玉城江梨子　こんにちは。琉球新報の玉城です。私は普天間基地のある宜野湾市で生まれ育ったということと、あと仕事でデジタル報道の方に関わっていますので、その二つの視点から米軍基地とハンセン病について考えてみたいと思います。

昨年二〇一七年の一二月七日に普天間基地のすぐそばなんですけれども、宜野湾市の緑ヶ丘保育園に米軍の部品が落下しました。その六日後にはこれも普天間基地のすぐそばなんですけれども、普天間第二小学校に、今度は米軍のヘリの窓枠が落下する事故がありました。本来保育園や小学校っていうのは子どもたちが日中のほとんどの時間を過ごす、本来一番安全が確保されなければならない場所です。その場所がこういった危険な事故の現場になりました。私も子どもがいるんですけれども、すごく背筋が凍る思いがして他人事じゃないなっていう風に思いました。この緑ヶ丘の場合だと、落下物が落ちた場所のすぐ下っていうのは一歳児クラスで、今にも一歳児は外に出ようとしていたところだったので本当に一歩間違えば子どもの頭に落ちていてもおかしくなかった。普天間第二の場合も実際に体育の授業をしているところに落ちてけがをした子どももいます。これは事件自体もショッキングな出来事ですし、あってはならない事故が起きたんですけれども、もう一つ見逃せないことが直後から誹謗中傷が相次ぎました。私は仕事上SNSだったりインターネットをよく見ているんですけれども、事故の直後からでした。特に緑ヶ丘保育園の場合は、「自作自演」っていうのがすぐに言われ始めました。「やらせだろう」とか、「飛行場ができた後に保育園ができたんだろう」とか、「沖縄は基地で生活しているからヘリから落下物があって子どもたちに何かあってもいいじゃないか」というようなことが、言われていました。さらにSNSだけじゃなくって、実際に保育園や小学校にもメールや電話で誹謗中傷が相次ぎました。メールの場合は誰から来たのかって分からないんですけれども、電話は取ると、イントネーションから多くは県外からの電話だったと聞いています。

これはもう皆さんよく知っていると思うんですけれども、今回緑ヶ丘と普天間第二に向けられた誹謗中傷の中には、普天間基地の成り立ちについてそもそも間違っているというものもありました。普天間飛行場のある場所っていうのは、もともと人が住んでいました。戦前の宜野湾村は一万四〇〇〇人が住んでいて、人が住んでいたところに沖縄戦が来て、沖縄戦中に住民が収容所に隔離されている間に米軍が土地を占拠して造ったものです。もう一つ普天間第二小学校も、ここで簡単にお話しておきます。普天間第二小学校、これは二〇一三年くらいの写真なんですけれども運動場の写真です。こんな風に子どもたちが普通に遊んでいるところに、普通に米軍機が飛んでいます。子どもたちも本当に普通なんですよね。この風景って沖縄県外からすると考えられないような風景なんですけれども、正直なところ私も普天間基地のそばで育ったので、これが日常で慣れ切ってしまっていたというのが現実です。普天間第二小学校ですが、普天間小学校という学校があるんですけれども、この過密化に伴って一九六九年に開校した学校です。当初は今ほど訓練は激しくなかったそうなんですけれども、岩国基地を拠点とする部隊が普天間に移駐してきたことによって訓練が激しくなってきて、さらに今、北谷のハンビーってありますが、ハンビー飛行場の返還に伴う代替施設としてここの機能が強化されていったという歴史を持っています。これも、SNSで言われる沖縄フェイクの一つなんですけれども、「基地反対のために普天間第二小学校は移転していないんでしょう？」っていう言い方がされます。実際八〇年代に小学校移転の議論がありました。私も八〇年代に小学生だったので覚えているんですけれども、私の通っている普天間小学校に年に一〜二回、普天間第二小学校の子どもたちがプールを借りに来ていました。普天間第二小学校はプールもなくて老朽化していて、もちろん危険というのもありますし、それで建て替えなければいけない。用地取得の財源の補助というのを国に求めたんですけれども、それができなかった。市の方はキャンプ瑞慶覧を一部返還をさせて、そこに普天間第二小学校を移転しようっていうのを考えるんですけれども、米軍は跡地の提供を条件にします。それがどんなことを示すかっていうと、結局市民の土地を差し出すことになるんですね。これは基地の整理縮小を求める立場からは相容れないっていうところで、非常に難航するんです。ですがこれは一九九二年の琉球新報なんですけれども、新聞にあるように「危険だがやむなし」ということで、普天間第二小学校は現在地での整備っていうのを決めます。九六年に今の校舎が完成していきます。なので、基地反対のために移転しなかったっていうのは間違いです。

すみません。また戻ります。じゃあそういった中傷にさらされた保護者達っていうのはどんなことを思ったのかっていうと、私たちは被害当事者なのにっていうことと、やっぱり怖かったそうです。顔が見えない人に何か言われるっていうのはすごく怖かったと。もう一つは、子どもに何かされたらどうしようっていうことでした。実際に特に緑ヶ丘のお母さんたちは、顔を出してマスコミに出たり、いろんなシンポジウムの場に出て発言をしています。インターネットではすぐにこの人は誰で、子どもは誰でどこの学校に通ってるっていうことがすぐに分かる時代なので、「子どもに何かされたらどうしよう」っていう恐怖があったそうです。お母さんたちは実際に何度も心が折れました。何度も運動自体をですね、「もうこのようなことはやめましょう」っていうことになったらしいんですけれども、お母さんたちがやめなかったのは全国からの励ましが力になったからだそうです。緑ヶ丘のお母さんたちは、すぐに「保育園の上空を飛ばないでくれ」っていうような署名運動を始めるんですけれども、一〇日くらいで二万筆以上の署名が集まってすごく勇気づけられたそうです。やっぱり誹謗中傷の何倍も応援してくれる人たちがいた。「当事者である私たちが黙っていては駄目でしょう」と。もう一つは子どもたちの安全を守りたいという、この三つが大きな原動力となって、お母さんたちは今も声を上げ続けています。

この普天間の事故に対する誹謗中傷とハンセン病をどう近づけるのかっていうと、皆さんもよく覚えていらっしゃると思いますが、二〇〇三年一一月に黒川温泉事件っていうのがありましたね。熊本の黒川温泉のホテルが、恵楓園の入所者たちの宿泊を拒否したという事件です。ホテルは一度は謝罪をするんですけれども宿泊拒否の内容、何で宿泊拒否したのかっていう理由がころころ変わっていきます。自治会側はそれに対して経緯を説明するように求めて、謝罪を拒否しました。すると今度は非難が入所者、回復者の方に集中するという事態になります。中傷電話が三日間で一〇〇本、その内容というのは「傲慢だ」とか「裁判に勝ったって社会は受け入れていない」というような誹謗中傷が相次ぎました。ここでこの二つのことで考えたいのが、普天間のことも黒川温泉のことも被害者が声を上げるとバッシングを受けたわけですね。被害者が「私は辛いです」「私は痛いです」「私は苦しいです」というのと、それに対する誹謗中傷という、二重の苦しみを与えているというのが共通しています。これって今、特にSNS、インターネットが普及して、すごく広がりやすくなっているんじゃないかっていうのが私の考えです。こちらはNHKさんのデータなんですけれども、インターネットで沖縄ヘイトっていうのは、かなり広がっています。これは去年の五月一五日にNHKの「クローズアップ現代+」の方で放送された内容なんですけれども、NHKさんが、「沖縄」「基地」の二語を含むツイッターの投稿の中から、「反日」とか「売国」とかヘイト表現を含むツイートっていうのを抜き出してみたものです。するとやっぱり基地問題に関する報道があるたびに、こういうヘイトのツイートが増えています。例えば翁長知事当選、知事が埋め立て承認を取り消ししたり「土人」発言だったりそういうことのたびにヘイトが増えていきます。これはもうグラフを見れば一目瞭然なんですけれども、これを繰り返しながら、増えていってるんですよね。総数自体が。二〇一二年にこういう沖縄ヘイトを含むツイターっていうのが月平均三五〇〇件だったのが、二〇一七年の一月から四月っていうのは五万件を超えていたそうです。これを見るとやっぱりSNSっていう場が少数者への、差別であったり侮蔑がふりまかれる場になっているということが言えます。

じゃあこれに対して、どうしていったらいいのか。私は沖縄ヘイトには二つあると思っていて、知らなかったり誤った情報に基づいた沖縄ヘイト。フェイクに基づくヘイトっていうところと、もう一つは政府に異を唱える沖縄への攻撃です。私も例えば基地問題を記事で発信した場合につくコメントとかを一個一個見ているんですけれども、記事内容を読まずに攻撃してくる、定型の言葉を入れてくるっていうのが非常に多いです。それに対して、どうしていったらいいのかっていうと、正しい情報をインターネットに流していくしかないんだろうなっていうのが今のところです。もう一つは、声を上げた被害者を孤立させないっていうのは非常に大事なことで、緑ヶ丘のお母さんたちはこの辺をやっぱりすごく強調していらっしゃいました。もう一つ今回スライドには入れていないんですけれども、琉球新報がこの市民学会に向けてハンセン病回復者たちの証言ていうのを連載しています。非常に生々しい証言が載っています。一回目が強制不妊手術をされた方、二回目が無人島に遺棄された方の証言なんですけれども、この記事はヤフーニュースさんがトピックスで取り上げてくれて非常に多くの方に読まれました。読まれたと同時にやっぱりひどいコメントもくっついてきています。その中にあったのが、「当時そんなことがあったことはひどいことだと思うけれどもあの時は仕方なかったでしょう」っていう言い方がありました。被害者が声を上げた時に、「あの時は仕方なかった」って言われちゃうとこれ以上何も言えなくなっちゃいますね。証言、発言っていうのを黙らせる効果がある言葉だなあって思って見ていたんですけれども、これもやっぱり基地問題だったり沖縄戦の証言にも通じることだなあと思っています。基地問題で被害者が、「こんなに私たちは苦しい」「何とかしてくれ」「不安だから何とかしてくれ」って言うと、「いやいやこれは辺野古移設を推進すればいいでしょう」とか「じゃあ中国が攻めてきたらどうするんだ」とかっていう言葉を言って、黙らせようとする。もう一つ沖縄戦に関しても強制集団死、「集団自決」をめぐる証言でも、「あの時は仕方なかったんじゃないか」っていうことを言われてしまうと体験者は証言できなくなると思います。それに対してじゃあ被害者が安心して声を上げられるようにするためには被害を語り「苦しい」と言っている人を認める、あなた個人の体験を語っていいんだという社会になっていかないといけないだろうなと感じています。以上です。

島田善次（しまだ ぜんじ）

一九四〇年生まれ。牧師（日本キリスト教会宜野湾告白伝道所）。普天間基地爆音訴訟団長。邑久高校新良田教室（長島愛生園）を自主退学し、大阪に出て学び、さらに神学校を経て沖縄に帰り、一九七四年に伝道所を開設。一九七八年、普天間基地撤去運動開始、辺野古基地建設阻止に関わる。著書に『爆音と住民』（宜野湾市民の会、一九八〇年）があり、『ハンセン病回復者手記』（沖縄県ハンセン病予防協会、一九九九年）の発行を手がける。

沖縄の基地は一八七九年以来の構造的差別であり、ハンセン病の差別・偏見も国家と健常者の構造的差別です。戦争体験者として、また命を説く者として、戦争につながる基地と偏見打破に取り組むのは義務だと思っています。

島田善次　皆さんこんにちは。私は教会の牧師をしております。それと普天間爆音訴訟団三四〇〇人の、原告団長をしております。今日は基地についてもハンセン病についてもまさに語るも涙、聞くも涙と悲しい現実ですね。私は戦争体験をしてきて七七年間生きてきて、今なおこのような沖縄の現実を見るということは非常に悲しい。

あまり時間がありませんので申し上げますが、基地問題に対してもハンセン病問題に対しても言えることは国家や権力によるところの構造的差別ですね。なぜ沖縄でこのような、先ほど見たような法もない人権もないようなことが起こっているのか。その源は何なのか。それはですね一六〇九年の「島津侵攻」、そして一八七九年の「琉球処分」へと続く。ご存知ですか皆さん。琉球が一八七九年に、明治政府によって植民地にされたことから始まっています。そのあとに山縣有朋や伊藤博文、大山巌という者たちが沖縄に来ます。その報告書の中にこういうことがある。「沖縄人は骨格強権にして忍耐強い。これを訓練すれば、立派な兵士になる」と書いてある。彼らは、同胞として迎えたのではないのです。あの当時に東南アジアに進出していくための、領土と兵隊を獲ったんです。それからが沖縄の苦しみの始まりです。そして、太平洋戦争に突入します。県民の四分の一が死んだんです。日本を守るために、捨て石にされて。天皇制を守るために。しかしその報いは何だったか。米軍によるところの二七年間の植民地政策です。踏んだり蹴ったり。先ほどもありました、その中におけるさまざまな事件や事故、特に殺人事件が多く、戦争が終わって平和な世の中が来るかと思いきやさにあらず、踏んだり蹴ったりの虫けらのように扱われたところの軍事植民地です。そして一九四二年になりますね。その中に一九四七年五月三日に日本国憲法が発布されます。そしてそのあと一九四七年九月一六日に天皇メッセージというものが、「沖縄を二五年から五〇年間植民地にしてくれ」と、これがまた第二の悲劇の始まり。そして今日七二年の復帰、この時も核も基地もなくなるというあの佐藤総理の発言でした。ところがあの密約があったらですね貰えないんですよ。こういう風に、常に沖縄はヤマトのために捨て石とされ犠牲にされてきた。それが極端に表れているのは基地問題なんです。沖縄の声というのを一顧だにしない。一体日本にとって沖縄とは何なのか。日本人にとって、沖縄とは何なのか。そのことを私は問いたい。

さて次にハンセン病問題、これも国家や権力によるところの構造的な差別。なぜか。一〇〇年近くも隔離しているんでしょう。人権もない。人間もいない。そして復帰した後もですね、それに対する政策というものを具体的にやっていない。今この市民学会が一所懸命やっているわけですが、こういう風にしてですね、沖縄の問題というのは常に弱者の中に置かれている状態。実は一九五五年に、由美子ちゃん事件というのが起こるのです。植民地時代。これは嘉手納空軍に勤めている軍曹によって、強姦されて殺されて嘉手納海岸に捨てられた。その時に米軍もさすがに県民の怒りを鎮めるために「彼を死刑にする」と。ところが一年も経たないうちに県民が分からないうちに本国に帰してるんです。どうなったか、分からない。続いてさらに悲しいことは、二〇一六年五月に二〇歳の女性がこれまた強姦されて殺されて雑木林に捨てられていた。こういう事件が、続けざまに起こったんです。まさに、基地があるが故の、県民の苦しみや悲しみ、嘆きなんです。ここでも日本にとって、沖縄とは何なのか。実は、沖縄にこのように基地が集中しているのには理由がある。朝鮮戦争が一九五〇年に勃発する。その時に後方支援部隊として海兵隊が、岐阜県と山梨県に移駐してきます。ところが一九五三年に休戦協定を行う。そのあとこの海兵隊をどこに持っていくかというと、その時に今の立川市、ここに米軍の飛行場があってその飛行場を拡張してそこに行こうとしたんです。ところが市民や町民やそれを支える者たちが猛烈に反対して、一面の大衆でした。そこで米軍と日本政府は困り果ててどうしようかと、さてその時憲法も施行されていない法律もないところ、自由に使用できるところが沖縄だった。それが、七四パーセントの米軍基地が沖縄に集中するところの原因なんです。ですから戦後このような状況を囲ってきているのは、まさに沖縄を貧しくしている。皆さん明後日かいつか、普天間基地をご覧になると思う。あるいは嘉手納基地をご覧になると思う。その状況を見てですね、まさに沖縄を貧しくしているのは米軍と日本政府なんです。基地であった新都心、それからアメリカ村と言われている美浜とかを見てください。全く違うんです。このようにいつまでも、沖縄を離そうとしない。皆さん先ほど申し上げましたヤマト世日本の世からアメリカ世、アメリカの世の中から今度はまた日本の世になった。どこにこのように、猫の子のように扱われているところがありますか。沖縄の者たちには居場所がないんです。いや、居場所がないいんじゃないいんだ。居場所を作らせないいんだ。なぜか。次のトカゲのしっぽとして、置いておくから。既に辺野古では、あのように耐用年数二〇〇年の基地ができようとしている。沖縄の声を一顧だにしない。居場所を作らせないいんだ。いないいんじゃないいんだ。これが、日本政府とアメリカの結託してすることなんだ。

どうでしょうか、断絶は、唯一の地上戦を経験した沖縄と、決戦を回避した本土の間に、今もずっと生じている。敗戦は日本人全体に訪れたのに、その敗戦のツケはすべて沖縄に。戦後七五年経っても、ちぢまっていない。島津の支配から日本政府の支配。日本政府の支配からアメリカの支配。アメリカの支配からそして一九七二年の偽善的ヤマト支配へと、猫の目のようにくるくると、品物のように売買される哀れな小島。皆さん、どうですか。さまよえる琉球人。悲しいですよ。だから今沖縄では独立ということがさかんに言われて、今日独立学会が国際大学で開かれています。もう沖縄には独立以外にないいんです。いつまでもこのような調子では、奴隷にされる。これが現実の沖縄ですね。そういうことで十分意を尽くすことはできませんけれども、基地問題にしてもハンセン病問題にしても権力や国家によるところの構造的な差別、これはもうはっきりしています。今沖縄には、八〇〇万人から九〇〇万人の観光客が来てるんですよ。ところが沖縄の現状は一向に変わっていない。なぜか。多くの日本人がこの沖縄の問題を痛みを自分の問題としていないからなんです。だから私はよく言うんです。日本人は信用しないいって。醜い。自分のところに来ることを恐れて、知らんふりしている。先ほどありました美しい日本の国という全く美しいどころか隠蔽、忖度そういう人たちが今年からは道徳教育を行うんだそうです。この人たちに、最初にやらなくちゃならない。これで終わります。

神谷誠人（かみや　まこと）
一九六一年生まれ。弁護士（大阪市のヒューマン法律事務所）。ハンセン病違憲国賠訴訟、同家族訴訟の弁護団、及び第三次嘉手納基地爆音訴訟弁護団事務局長、全国基地爆音訴訟弁護団連絡会事務局長。論文に「無らい県運動が非入所者・家族に与えた影響」（『ハンセン病絶対隔離政策と日本社会』六花出版・二〇一四年）などがある。

ハンセン病問題と沖縄基地問題に共通するものは、国家・社会防衛を理由に、国民の不安を煽り、社会的マイノリティーに「特別の負担・犠牲」を強いる社会構造である、その根底には、ハンセン病患者、沖縄県民に「特別の犠牲」を強いることに何ら痛痒を感じない、差別意識が潜んでいる。

この差別構造を支えるものは、犠牲に対する「恩恵的代償措置」としての経済支援であり、かつ少数者は経済支援がなければ生きていけないという倒錯した認識である。

神谷誠人　大阪で弁護士をやっております神谷です。今日は登壇者の中で、私が唯一県外から来た者です。何で私がここに座っているのかということですが、私は嘉手納基地の爆音差し止め訴訟に関わって三〇年、それからハンセン病国賠訴訟に関わって約二〇年ということから、その二つの問題には共通するところがあるんじゃないかということで呼ばれたと思います。ただこの二つの大きな問題は非常に深い問題で、この場で簡単にお話しすることは非常に難しいですし、今日来られている皆さんはハンセン病問題や基地問題の最前線で闘っておられます。そのような中で、私が何をお話しできるのかよく分かりませんが、この二つの問題を差別という切り口で共通項が見いだせるのか、そのことを考えてみたいと思います。

基地問題、それからハンセン病問題の二つを見たときに、やはり共通しているというのは国民の安全に対する脅威不安を煽って、社会的少数者の方たちに特別の負担と犠牲を強いていくといったところが共通しているのではないかと思います。そこには安全という利益を享受する大多数の者と、犠牲のみを強いられる少数の方々、そういう明確な区別があります。そしてその立場は、決して入れ替わることがありません。そこにはまさしく構造的な差別がある。そう言えるのではないかと、私は思います。

では特別な負担・犠牲とは何なのかということですが、言うまでもないですが、ハンセン病の場合には病型を問わずに療養所に隔離され、子孫を持つことも許されなかった。まさに自己決定権を完全に剝奪されてきました。また沖縄の基地問題は、沖縄の意思や独自性が基地の存在によって全く奪われてしまう。発展の可能性を、奪われてしまうということです。さらには基地から派生する被害、例えば、米軍基地の騒音被害を言いますと、一〇〇デシベルを超える、日常生活では考えられないような音が発生している。しかも午前二時、四時といった時間帯に発生するわけです。欧州WHOの騒音ガイドラインからすれば、脳梗塞あるいは虚血性心疾患という心臓血管系疾患あるいは精神疾患が発症してもおかしくない騒音状況なんです。さらには先ほどからもお話がありましたように、頻発する落下事故、墜落事故です。この二つの問題における特別な状況というのは、まさに沖縄の方たち、あるいはハンセン病回復者の方たちの尊厳や自己決定権が徹底して奪われている。熊本地裁判決の時、私は大島青松園にいましたが、大島の方々は「やっと人間になれた」と口々に呟きました。回復者の家族の方たちは大好きな父ちゃん母ちゃんの話を堂々と話すことができない、そういう状況におかれています。また今年の二月には沖縄県議会が相次ぐ事故に、抗議を決議し、そこでは「沖縄は植民地ではない」と訴えている。個人の尊厳が国政上最大限尊重されなければならないと謳われている日本国憲法の下でこのような悲痛な叫びがなされている、これが現状だということです。

では、国がこれほどまでの、犠牲・負担を強いる構造をどうやって維持してきたのかということなんですが、これを考えてみますと、私は大きく言うと二つあると思います。一つは、事実の隠蔽、被害の矮小化、歴史の捏造、歴史認識の改編ということです。ハンセン病問題に関しては、療養所にその被害を閉じ込めてきました。基地被害に関しても、沖縄に閉じ込めることでそれを国民の目から隠してきました。それが再び表面に出てくると、ハンセン病問題に関しては予防法を廃止する際、予防法の廃止が遅れたことが被害なんだという言い方をして、被害を矮小化します。また基地問題に関しては、普天間の場合、少女暴行事件が起きたときは、これは米兵の資質の問題なんだと、あるいは辺野古に移せば被害は解消できるんだとそういう形で矮小化していきます。そしてさらにその被害の存在が疑う余地がない状態になってくると、今度は歴史の捏造、歴史認識の改編をしていきます。ハンセン病に関しては、「療養所によって社会の偏見、差別から救われてきたんだ。療養所は避難場所である。アジールなんだ」という論理を展開しています。基地に関しては、先ほどもお話がありましたように「普天間はもともと何もなかったところに基地があった。そこに住民たちが住み着いて来たんだ」というまことしやかな嘘を展開し、しかもそこに、文化人であるとか著名人といったものを利用していく、そういうことが行われてきているわけです。

そしてもう一つ国がこの差別構造を支えてきた仕組みですがそれは、犠牲に対する代償措置として、非常に不十分な経済支援をしてきたということです。本来であれば、個人の尊厳や自立性が奪われているわけですからそれを奪った原因をなくすか、あるいは奪われた尊厳や自立性を回復するための措置をとる。それが、憲法の下で政治が行うべきことなんですね。ところが、そういうことはせずに、不十分な経済支援策でお茶を濁す。ハンセン病に関しては療養所における医療や生活の提供、あるいは基地問題に関しては基地交付金、騒音に関しては住宅防音工事助成金といった形で、根本的な原因を何ら直すことなく、不十分な形の経済的支援を行い、かつそれがあたかも恩恵であるかのような形をつくり上げてきました。その結果何が起こってきたかというと、そこでは犠牲を強いられる被害者があたかも利益を受けている者というような、逆転した構図にすり替えられていく。それによって当事者も社会も、このような代償措置がないと自立できない存在ではないかという錯覚に陥らされてしまう。まさに先ほどから言われている沖縄バッシングであり、あるいはハンセン病においては、そもそも家族自体が加害者だったんだというそういう風な倒錯した事実が語られていく、そして被害者たちが侮蔑にさらされていく。そういう状況がつくられてきているわけです。

よく沖縄に寄り添うとか、ハンセン病回復者に寄り添うという言葉が使われてきて、何かそれが非常に美徳であるかのように言われています。私が誤解しているのかも知れませんが、この「寄り添う」という言葉には非常に違和感を持ちます。沖縄やハンセン病回復者の人たちはそんなに弱々しい人なのか、仮に弱々しいのであれば、だれがそういう弱々しい状況に追い込んだんだと。それは、国であり、社会ではないかということです。このように、沖縄の基地問題あるいはハンセン病問題というのは構造的な差別としてつくり上げられています。私たちは知らず知らずのうちに、差別構造を維持する側に立たされているということを、自覚する必要があるのではないでしょうか。無関心、無知あるいは黙認というものが、この構造をずっと継続する、そういう力になってしまっているということに気づくべきだと思います。私たちには加害者にならない義務、加害者にならない権利というのがあるはずです。そのためには、事実に背を向けるのではなく目を向けなければならない。本当に脅威が存在するのか、被害の実態はどういうものなのか、そして誰が何のためにこの差別構造を維持しようとしているのか、そういったものに、目を向けなければならないのではないかと思います。そのために、このハンセン病市民学会が私たちの加害者にならない義務を履行する場になり、そして加害者にならない権利を発展させていく場になるということを私は願っております。以上です。

浦島悦子（うらしま　えつこ）

一九四八年生まれ。フリーライター。「ヘリ基地いらない二見以北十区の会」共同代表。沖縄愛楽園ボランティアガイド。著書に、辺野古五部作（一九九五年以降、辺野古新基地建設問題を地域や運動の現場から報告）。最新刊は『みるく世や　やがて』（インパクト出版、二〇一六年）、『シマが揺れる』（高文研、二〇〇六年）、『やんばるに暮らす』（ふきのとう書房、二〇〇二年）など。

> 辺野古新基地建設反対の声を地元住民として上げ続けて二〇年余。その声が踏みにじられ、理不尽さに歯噛みする中でハンセン病問題と出会った。
>
> 社会改革運動がハンセン病差別に裏打ちされていた「嵐山事件」の衝撃。「ハンセン病問題に非当事者はいない。すべての人が差別される側の当事者か、差別する側の当事者だ」というある回復者の言葉に目の鱗がはがされた。
>
> 海でも陸でも熾烈なたたかいが続く辺野古の現場から愛楽園へ。そこは、過酷なたたかいを強いられてきたハンセン病の現場でありながら、魂の深みにいざなう場所でもある。私にとって基地問題とハンセン病問題はひとつだ。迷い、悩みつつ、ともに「みるく世向かてぃ」歩きたい。

浦島悦子　ハイタイ、グスーヨー　チューウガナビラ（皆さん、こんにちは）。だいぶ重い話もたくさんあって、皆さんお疲れだと思います。私で最後ですので我慢して聞いてください。

私は名護市の東海岸に住んでいる浦島悦子と申します。「人口密集地にあって世界一危険と言われている普天間基地を、より危険の少ない過疎地に移設する」

という名目で、私たちの地域に新基地建設が押しつけられて二〇年以上になります。私たち大浦湾沿岸の住民たちは自然豊かな静かな暮らし、子どもや孫たちの未来を壊すこの計画に反対して一斉に起ち上がりました。一九九七年一二月二一日に、新基地建設の是非を問う名護市民投票が行われました。これを時の政府は何とかしてつぶそうと、あらゆる手段で介入し圧力をかけましたが、名護市民はこれをはねのけて「基地ノー」の市民意思をはっきりと示しました。しかしながら政府は当時の市長に圧力をかけ、市民の意思に反して基地を受け入れさせてしまったんですね。それが、今日まで続く私たちの苦難の始まりでした。

一丸となって起ちあがった地域を分断するために、政府は権力と金を使ってさまざまな工作を行ってきました。貧しいながらも助け合って生きてきた地域コミュニティはズタズタに壊され、ものの言えない重苦しい雰囲気が支配し、反対運動の参加者はどんどん減っていきました。私たち大浦湾沿岸の住民でつくる「ヘリ基地いらない二見以北十区の会」は、その中でも反対の灯を消してはならないと活動を続けましたが、いくら反対の声を上げてもその声がどこにも届かない虚しさと、自分たちの暮らしや未来を自分たちで決められない悔しさに、本当にこんな理不尽なことがあるんだろうか、という気持ちに苛まれる日々が続きました。

そんな時に私は、たまたま県外の友人が愛楽園に行きたいというので、その運転手を頼まれました。同じ名護市内ですけれども山を隔てた東と西の端という位置関係もあって、私はそれまで愛楽園を訪れたことがありませんでした。友人の知り合いの入所者の方に園内を案内して頂きながら初めて聞いたハンセン病の話、とりわけ強制断種・堕胎の話に私は大きな衝撃を受け、知らなかったことを本当に恥ずかしく思いました。

間もなく、愛楽園の証言集を作るということで、そのための聞き取りボランティアを募集していることを知り、それに応募したんですけど、結局四〜五名の方のお話しか聞くことができませんでした。というのは、当時二〇〇四年から二〇〇五年にかけて、辺野古の基地建設計画をめぐる状況が緊迫し、連日海に出て阻止行動や抗議行動をしなければならなくなったからです。それでも、わずかながらお話を聞かせていただいた回復者の方々が、ハンセン病隔離政策の中で想像を絶するような過酷な状況に置かれながらも、たくましく生活を紡いでこられたことや、人間としての深い洞察に感動を覚えました。同時に、園の外からくる私たちのことを「社会の人」と呼ばれたこと、入所者の方々が自分たちは社会から除外されていると認識しておられることに、ショックを受けました。社会というもの、自分も含む社会というものの罪深さを痛感しました。

その後、基地問題をはじめ日々の生活に追われて、愛楽園に足を運ぶこともなかなかできずにいましたが、証言集にほとんど関われなかったことは私の心に負い目としてずっと残っていました。そんな私に再び機会が訪れたのは二〇〇八年の初めでした。愛楽園の入所者が高齢化して、園を訪れる人たちのガイドが難しくなってきているので、ボランティアガイド養成講座を開講するという新聞記事が出ました。私はそれを見てさっそく応募し、毎月一回、計三回の講座に参加しました。そして修了証はもらえましたが、わずか三日の講習でガイドなどできるはずがありません。講座修了者による月一回の勉強会に参加しながらも、実際のガイドには踏み出せないまま時間だけが過ぎていきました。

このままでは一生ガイドなどできないと思った私は、初めて講習を受けてから一年余り経ったころ、私と同じ第一回講座の修了生で、いま目の前にいらっしゃいますけど、愛楽園の退所者であることをカミングアウトしてガイドを実践しておられる平良仁雄さんにお願いして、彼の園内ガイドについて行きながら、サブガイドとして園内八ヶ所あるポイントのうち二ヶ所だけ私に話をさせてもらうという形で、おそるおそるガイドを始めたのです。

始めてはみたものの、ハンセン病を体験していない私がどのような立場でガイドするのか、迷いと悩みの連続でした。ある年のガイド養成講座の一環として、愛楽園の退所者である作家の伊波敏男さんの講演がありました。講演の後、ある参加者が「当事者でない私たちに何ができますか」と質問しました。伊波さんは、「ハンセン病に当事者でない人はいない」と答えました。「一方の当事者は患者・家族であり、もう一方の当事者は、無関心によって患者を偏見の中に放置してきた者たちだ」。まさに目から鱗が落ちた瞬間でした。その言葉は私の胸にズシンと落ち、以来ずっと胸の奥に居座っています。中高校生をはじめ愛楽園に見学に訪れる人のほとんどは、非体験者であり私と同じ立場です。その人たちに、当事者であるということをどのように伝えられるのかが私の仕事だと思っています。

ガイド講座以来、愛楽園の歴史を学ぶ中で、私がいちばん衝撃を受けたのが嵐山事件でした。今ここに写真を写してもらっていますけど、先ほど森川先生たちのお話の中にもありましたが、今から八五年前、ハンセン病療養所建設反対運動が燃え盛り、名護の街で二万人の反対デモが行われたというこの写真ですね。これを見て私は声を失いました。当時、沖縄各地で反対運動が起こっていた療養所を北部に造るために、沖縄県が住民を欺き別の名目で着工したことへの怒りは当然だと思います。しかし、その当時の村政刷新運動、住民のための政治にしようとか社会の主人公は住民だと、そういうふうに変えていこうという社会改革運動が、このハンセン病療養所建設反対運動と結びついたこと、もしハンセン病差別がなければこれほど運動が高揚しただろうかと思い当たった時、心臓を突かれるような思いがしました。そして今、基地建設反対運動に関わっている自分がもしこの時代にいたら、写真の中でデモ行進をしている人たちの一員であったかもしれないと思ったのです。

こういうことがなぜ起こるんだろう…。これはまだまだ私にとっては解決できない問題ですが、このことはずっと考え続けていきたいと思っています。「本土防衛」のための捨て石作戦と言われた沖縄地上戦に続いて、日本は沖縄を米国の軍事植民地として売り渡し、沖縄の人々は命も人権も保障されない状況に置かれ続けてきましたが、その中でもとりわけハンセン病者は筆舌に尽くしがたい人権侵害と差別を受けてきました。ハンセン病を通じて、沖縄戦や米軍占領を含め沖縄がたどってきた歴史の本質をより深く知ることができると思っています。

この二〇年あまりの間に、辺野古新基地建設に反対する運動は名護から全県、全国に広がりましたが、政府の姿勢は変わるどころか、今年初めに行われた名護市長選挙では政府が権力と金の総力を挙げて名護市民の民意を潰しました。私はこれを国家犯罪だと感じました。そしてその時、ハンセン病患者・家族に対する国家犯罪を思い出しました。しかしもちろん、ハンセン病差別と沖縄に対する差別は全く同じものではありません。また差別に反対する運動の中にもまたさまざまな差別が存在しているのも事実ですし、それらは複雑に絡み合っています。

今、土砂投入が目前に迫る新基地反対運動のなかでも、愛楽園のボランティアガイドとしても、私の迷いと悩みはこれからも続くと思います。毎日ダンプが延々と連なって石材や資材が搬入され、機動隊との攻防が続く辺野古の現場から、過酷な闘いを強いられてきたもう一つの現場である愛楽園へと足を踏み入れる時、私の魂が、ここで生き、闘ってきた人々の魂の深みにいざなわれるのを感じるのです。「大いに迷いなさい、悩みなさい、その先に、みるく世（ゆ）に向かう道が開けるよ」という声が聞こえるような気がするのです。どうもありがとうございました。イッペーニフェーデービタン。

〈補記〉

第一四回ハンセン病市民学会が沖縄で開催された二〇一八年五月から三年余り。辺野古新基地建設を巡る状況は、それまでにも増して激動の連続だった。

同年八月、「魂の政治家」と言われ、自民党出身ながら辺野古新基地建設阻止に文字通り命を懸けた翁長雄志知事の早すぎる死に沖縄中が慟哭した。翁長知事の遺志に従い沖縄県は、仲井眞弘多前知事が行った「辺野古埋め立て承認」を撤回し、工事は止まった。しかしながら、九月の知事選で翁長知事の遺志を引き継ぐ玉城デニー氏が圧勝したにもかかわらず、日本政府は、国民（私人）の権利を守るための「行政不服審査法」を悪用して「撤回」を取り消し、一一月一日から工事を再開。一二月一四日、ついに辺野古の海に土砂投入を強行開始した。エメラルドグリーンに輝く海がみるみる濁り、埋め殺される生き物たちの悲鳴が聞こえるような映像に、多くの県民が悲しみと怒りを倍増させた。

このような事態の中、若者たちを中心に、埋め立ての賛否を問う県民投票への機運が盛り上がり、翌二〇一九年二月に実施。埋め立て反対票が七二％を占め、県民の明確な意思を示したが、それに対する国（沖縄防衛局）の答えは、「工事中止」とは真逆の、新たな工区へのさらなる土砂投入でしかなかった。

それでも、県民・住民の陸と海での不屈の抵抗は工事を大幅に遅らせている。加えて、大浦湾の埋め立て予定海域に「マヨネーズ並み」と言われる超軟弱地盤が存在し、地盤改良工事を含む設計変更をしなければ基地建設を進められないことが発覚した。防衛省は二〇一九年末、辺野古新基地の総工費を九三〇〇億円（五年前に示した金額の二・七倍）、工期を、設計変更に対する沖縄県の承認から一二年とする試算を示さざるを得なかった（沖縄県は「工費二兆五五〇〇億円、工期一三年以上」と試算）。

二〇二〇年以降の新型コロナウイルス・パンデミックは新基地建設反対運動にも大きな影響を与えた。沖縄では市中感染に加え、世界一の感染爆発を見せる米国本土から赴任する米兵たちが持ち込むウイルスに、県民は戦々恐々させられた。私たち（沖縄選出国会議員から市民団体に至るまで）は「工事の中止」や「米軍基地の閉鎖」を求めて、事業者である沖縄防衛局に何度も足を運んだ。米軍基地内での感染拡大、新基地工事作業員の感染、そして、座り込みなど現場参加者の多くは感染リスクの高い高齢者であり、工事が続く限り、沖縄戦や米軍による圧政の体験を二度と子や孫にはさせたくないとの切実な思いから参加せざるを得ない…。そんなことを必死で訴えても、応対する職員から返ってくるのは「辺野古移設が唯一の解決策」という、壊れたテープレコーダーのように何百回となく聞かされてきた常套句のみ。

自分たちの身は自分たちで守るしかないと判断した私たちは、コロナ緊急事態宣言が出るたびに、座り込みや集会などの組織的行動を断続的に休止。しかし何があっても工事は止まらないため、その間は工事車両や土砂運搬船などの監視活動に限定して行動を続けている。

目下の焦点は、沖縄防衛局が沖縄県に提出した「設計概要変更承認申請」に対して、間もなく県知事が出す判断だ。同申請については、県内外から約一万八千件にものぼる意見書（そのほとんどが不承認を求めるもの）が沖縄県に寄せられた。それをも踏まえて知事は「不承認」の判断を下すだろうが、政府は、「埋め立て承認撤回」の時と同様、その判断の「取り消し」をしてくることが予想される。それをどう押し返していくかが今後の課題だ。

同時に、設計変更の一部である「（沖縄戦の激戦地だった）沖縄島南部の土砂採取」が今、最大の問題になっている。七六年経った今もなお残る戦没者の遺骨を掘り出して遺族の元に帰す活動を行ってきた「ガマフヤー」具志堅隆松さんのハンガーストライキを含む必死の訴えが、遺族や県民の心を大きく動かした。「基地に反対・賛成の問題ではない。戦没者の遺骨を含む土を、戦争のための埋め立てに使うことは間違っている。戦没者への冒瀆であり、人間の心を失っている」という訴えにも耳を傾けない政府に、私たちはどう立ち向かえばいいのだろうか…？

この間、ハンセン病を巡っては家族訴訟が起こされ、不十分ではあれ補償が認められた。しかし未だ、差別を恐れて訴訟に参加できず、あるいは名を名乗れず、補償を要求できない人も多い。自分自身も含む社会に染み付いた差別をなくしていくことがどんなに困難かを身にしみて感じる。それどころか新たに、新型コロナ感染者への差別も生まれてきた。

「ハンセン病隔離政策」という国家犯罪と、「辺野古新基地建設」という国家犯罪に対するたたかいは、まだまだ終わりそうにない。

（二〇二一年六月二七日記）

吉川　七名の皆さん、短い時間で申し訳ありませんでしたがそれぞれテーマを絞って現場のお話をしていただき本当にありがとうございました。最後に会場におられる平良仁雄さんから、締めくくりの言葉を頂ければと思います。

平良仁雄　皆さんこんばんは。こんにちはと言ったらいいのか、ちょっと中間的ですけれども。ただいまご紹介頂きました平良です。司会者の吉川さんの方から、最後に二、三分で語れと言うことで立っていますけれども、二、三分で何がお話しできますか。吉川さんに、「お前は愛楽園ガイドの講話の中で、ハンセン病問題と沖縄の米軍基地問題は似てるんだと言うからこの場で語れ」と言われて立ったわけですけれども、お話できることを喜んでいます。

ハンセン病問題と米軍基地問題とどこが似ているかと言いますと、先ほどの奥間さんの話、島田さんの話を聞けばどこが似てるかということがお判りになったことかと思いますけれども、まずは国策でできた「らい予防法」というものがどういうものであったのか、私はハンセン病患者として隔離された者の一人として隔離された私の立場から「らい予防法」の話をするのが私のガイドの一番中心的なことです。私たちハンセン病元患者も人間です。しかし「らい予防法」というものは、私たちを人間扱いしませんでした。病気になった私たちを社会から排除して、ハンセン病患者を隔離するところに追い込んでしまいました。断種・堕胎の話を聞いても話題になるでしょう。それが、人間のやることですか。人間扱いされなかったんです。私は予防法の話をすると、全く普通の人間ではなくなります。それはどうしてか。腹の底にある「らい予防法」に対する、それはつくった国に対する怒りがこみあげてくるからですよ。

皆さん、沖縄の米軍基地を考えてください。それが日本の政府のやる日本国民の沖縄住民にやることなんでしょうか。それは私たち沖縄の人間を、日本国民と扱ってないんですよ。おかしいですこれは。ですから、「らい予防法」と沖縄の米軍基地問題は似てるというんです。日本の一人間でありながら、沖縄の私たちを日本人と認めていない。日本の国益のためには、沖縄県民を犠牲にしていいんですか。ハンセン病患者は国の恥と言われましたけれども、それでハンセン病になった人たちは生涯隔離していいんでしょうか。それは国の利益のために私たちは犠牲になったということが、ハンセン病問題と沖縄の米軍基地と似ていると私は思わされたんです。島田さんの話を聞きながら、日本国民である一人として涙が出ました。私は語る、

「ところで皆さんハンセン病の事だけ勉強しても私たちの心の痛みは分かりませんよ」と。もう一つ同時に、「らい予防法のことも勉強してください」ということを申し上げております。そして、「この勉強は頭でするんじゃなくて心で受け止めてください」ということを、お願いしております。どうしてか。島田さんが、言われました。「聞くも涙、語るも涙」と言われました。私も一緒です。私の愛楽園ガイドでは「聞くも涙、語るも涙」という同じタイトルをつけてくれました。そのようにしてハンセン病問題、沖縄の米軍基地問題というのは頭で考えても分かるものではないんです。私たちのこの悩み苦しみというのは、皆さんどうぞ胸の中ここお腹で受け止めてくださいますように、この場を借りて皆さんにお願いをしたいと思います。よろしくお願い致します。

吉川　仁雄さんありがとうございました。

　沖縄の平和運動は、これまであまりにも過酷だった沖縄戦体験がその根底にあったと思います。今日はハンセン病をめぐる差別の問題と沖縄の現状とが結ばれて、改めて私たちは、人としての尊厳を取り戻すべく普遍的な闘いに挑んでいる同志なんだと認識したところです。ただもし今日のこの試みが沖縄の基地問題として片づけられ沖縄の現状に知らんふり、見て見ぬふりをして生きていけるのであれば、私たちはハンセン病をめぐる歴史と同じ過ちを再び繰り返すことになると思います。そうではない社会はどうしたらできるのか。ハンセン病差別や、沖縄の基地問題の本当の意味での解決とは何なのか。実はあまり私たちに時間はありません。それぞれの地域に帰った時に、改めて問い返して行動して頂ければと思います。

　それでは、第二部のリレートークを終わります。長時間お疲れさまでした。

分科会
まとめの全体会報告

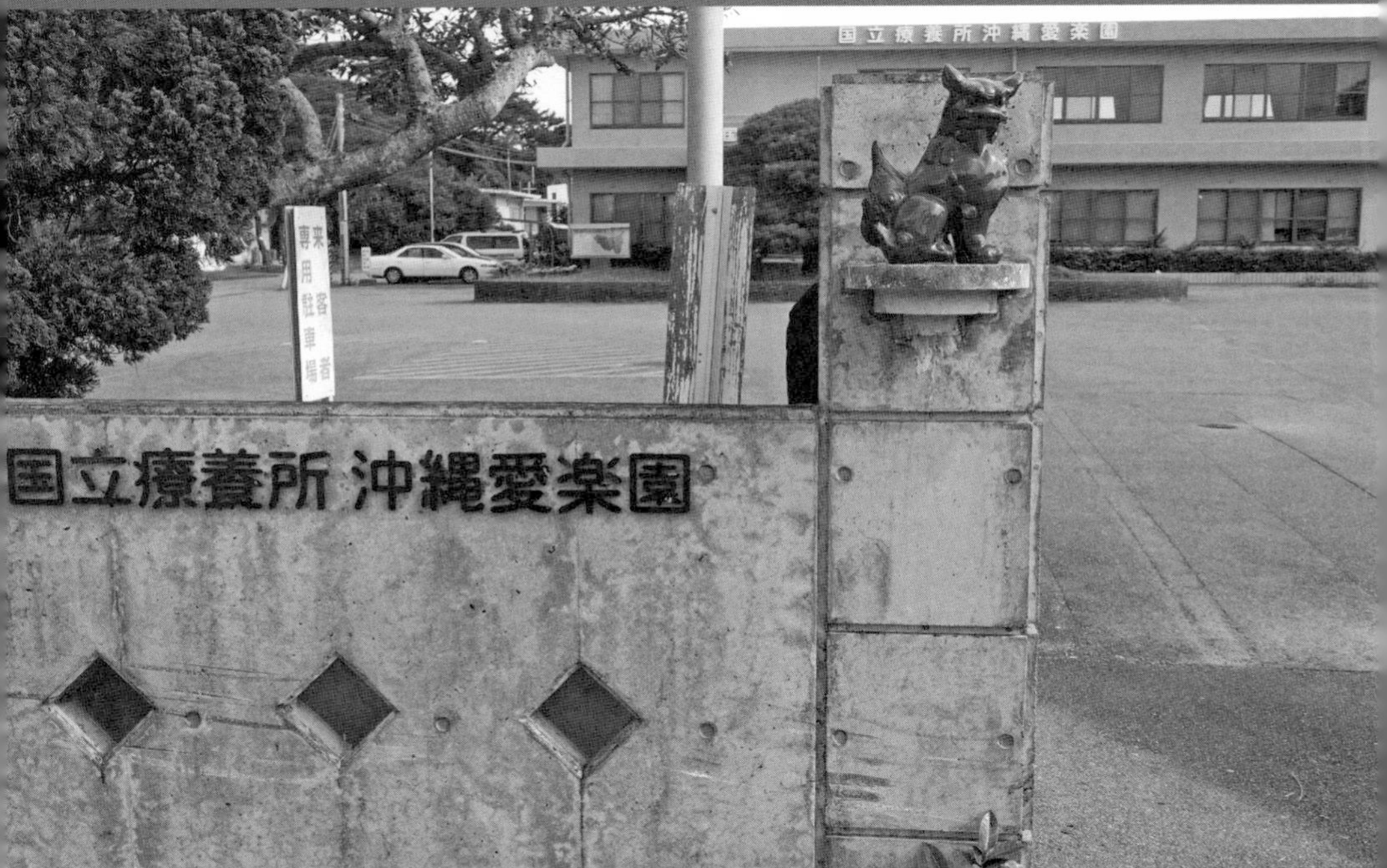

※本号より、分科会、まとめの全体会は、当日の発言の文字起こしによる報告ではなく、分科会の担当者もしくは参加者に、各分科会などの報告文の執筆を依頼し、記名原稿として掲載することで、報告とさせていただきます。

分科会A報告　みるく世向かてぃ

家族訴訟が問う、国の加害責任とは？
～沖縄家族の「封印された叫び」から家族被害の本質を探る～

林　千賀子

●第一部　報告・ハンセン病家族訴訟
報告者　徳田靖之（ハンセン病国賠訴訟西日本弁護団）
●第二部　沖縄原告とその家族が語る「被害」の実態
司会　林千賀子（家族訴訟弁護団）
発言者　ハンセン病「家族訴訟」原告とその家族
コメンテーター　黒坂愛衣（東北学院大学教員）

〔企画段階〕

ハンセン病市民学会ＩＮ沖縄において、家族訴訟の分科会を担当することが決まったとき、この訴訟における「被害」とはなにかということについて、あらためて考え、それをぜひ参加者に伝えたいと思いました。その結果、「患者家族の被害」とは、国の絶対的強制的隔離政策によって、様々な形・側面で、親子、きょうだいといった家族「関係」の構築や形成が阻害されたのだということ、同時に、関係性への阻害ということは共通していても、患者とその家族では、受けた被害においてそれぞれの形があるということも浮き彫りにしたい、と強く思いました。さらに、その「被害のそれぞれの形」を互いに知ることで、「家族関係の紡ぎ直し」が出来うるのではないかということもまた、この分科会で伝えられればと思いました。そして、このような内容の企画にするためには、原告さん家族、なかでもせっかく今年は沖縄が開催地なのだから、沖縄の原告さん家族の被害実態そのものを学びたい、患者とその家族それぞれの立場での、それぞれの苦労や思いを、率直に、分科会で参加者に直接伝えてもらいたい、と考えるに至りました。

このように、比較的早い段階で、企画者の熱い思いだけはあったのですが、人前、それも壇上で、自身や自身の家族のこと、また個人的な思いを語るというのは、とても大変な作業です。引き受けて下さる原告さんご家族がなかなか見つからない中、知念正勝さんの娘さんである家族訴訟の原告さん、正勝さん、そして原告さんの娘さんに、登壇して頂けることになりました。かつ、家族のお話を受けてのまとめとしてのコメントをしてもらうことも必要だと考え、コメンテーターとして、家族訴訟の原告側専門家証人である黒坂愛衣准教授に、登壇をご快諾頂きました。

また、企画者としては、患者さんご家族のお話の前に、この家族訴訟というのがどのような裁判なのか、この裁判の意義は何かについて基本的なレクチャーをして貰うことも必須だと考えました。家族の被害というものを、原告団・弁護団がどう考えているかを説明した上で、患者さんご家族の話を聞いて貰うことで、この問題に対する理解をより深めて貰うことが出来ると思ったからです。この基調講演については、わが弁護団の共同代表である徳田靖之先生にご快諾頂けました。

登壇して頂くご家族や基調講演者が決まった喜びの次に、原告さんご家族にとって大変な企画をあえてお願いした以上、とても有意義な企画にしなければならないという重圧をひしひしと感じました。企画の持ち時間を厳守しながら、原告さんご家族の思いを出来るだけ率直かつ自然に語ってもらい、企画側として参加者に伝えたいことがきちんと伝わるようにする、ということは、いざ取り組むと非常に難しく、日々悩みながら構成や質問事項を考えていきました。そうした中、弁護団の先輩である大槻倫子先生が、いつも温かく見守ってくれ、大変お忙しい中、私の疑問や不安にすぐに答えてくれたことで、なんとか企画を形付けていくことが出来ました。当日が近づくにつれ、緊張が高まり、原告さん家族を信じれば大丈夫と自分に言い聞かせ、落ち着こうとするの繰り返しでした。こうして書くと、そんなオーバーな、と思う方もいらっしゃるかもしれませんが、嘘ではなく、当日の企画が終わるまでの緊張感は相当なものでした。

〔当日の企画内容―第一部〕

こうして、前日よく眠れないほどの緊張の中で始まった分科会Aは、予想以上の参加人数で、そのためますます緊張はしていましたが、最後は熱意ですべて乗

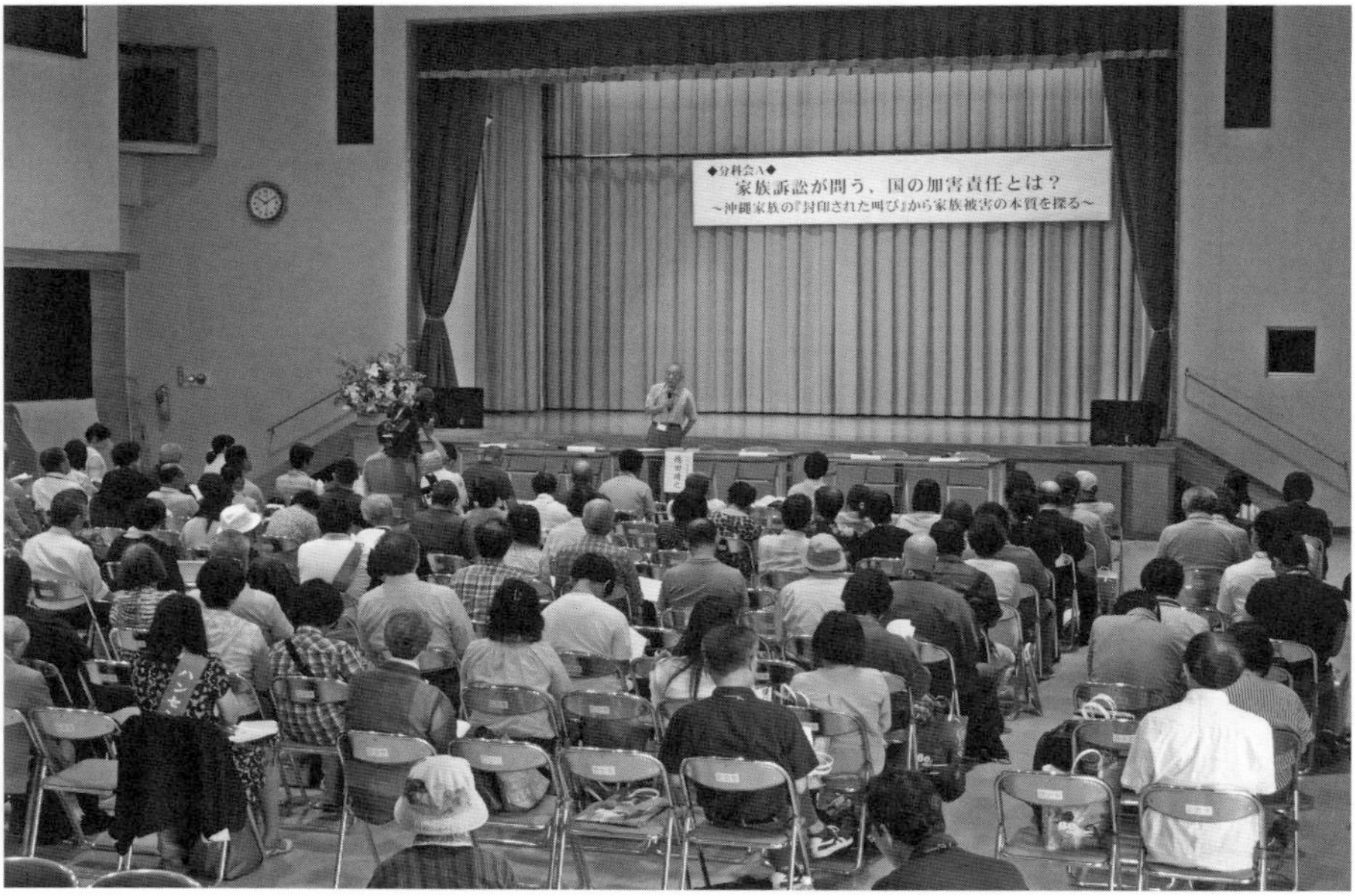
◆分科会A◆
家族訴訟が問う、国の加害責任とは？
～沖縄家族の『封印された叫び』から家族被害の本質を探る～

り切れるはず！と腹をくくりました。

つつがなく始まった第一部では、徳田靖之先生から、「家族訴訟が提起するもの」と題する基調報告を頂きました。「現在（二〇一八年五月当時）、広島高裁松江支部で行われている鳥取訴訟と、熊本地裁で行われている家族訴訟について、その現状、およびそれらの裁判のなかで、これまでに明らかになった事実を報告をして、このあと、第二部の親子三代のトークに位置づけさせていただきたい」と始まった講演では、あらためて、家族訴訟の意義が、わかりやすく語られました。その意義とは、

①家族を追いやった、家族にハンセン病の患者がいたという、ただそれだけの理由で、苦難の人生を強いた国の加害責任というものを徹底的に暴く。

②「無癩県運動」等のなかで、地域の人たちや学校の先生たちが、心ならずも加害者としての役割を果たしてしまった、加害者集団となっていったという、その責任を明らかにしていく。

③家族訴訟の原告お一人お一人が、自分のこれまでの人生を振り返って、自分の人生はどういうものであったか、そのことを振り返っていただくことを通して、その被害を乗り越えていく、被害から解放されていく場に、この裁判はならなければいけない、ということ。

④この裁判の原告になった方々と、そしてハンセン病だということで療養所に隔離されたり、療養所に入所することとなく、この社会の中で声をひそめて生きてこられた当事者との絆の回復を図っていく場に、この裁判はならなければいけない、ということ。

というものであることが、静かに、しかし熱く語られました。

また、裁判を続けていくなかで、ハンセン病に対する差別偏見が未だ深刻に存在している実態が明らかになったことが語られました。熊本地裁の家族訴訟の原告五六八名の中で、名前や素顔を明らかに出来る方は一桁にすぎないこと、原告になっていること自体を自分の家族に打ち明けられないでいる人が少なくないこと、また、沖縄の原告さんの一人が、配偶者に、自分の母が愛楽園の入所者であったことを打ち明けたところ離婚になってしまったという痛ましい出来事があった、という話などがなされました。

徳田先生からは、さいごに、「この家族訴訟というものを、私達一人ひとりが自分の問題として、こうした被害があるということを知った一人の人間として、受け止め、自分の生き方のなかにこの裁判をどう位置づけていくのかということが問われるのではないか」「この裁判の存在をどれだけ多くの人に知ってもらい、自分の問題としてどう考え、さらに周囲にどう伝えていくのか。こうした運動がこれから進められていく。そういう流れのなかで、来年三月の勝訴判決を迎えたいと思っている」と、非常に重要な問いかけと決意表明がなされました。

〔当日の企画内容―第二部〕

第二部では、家族訴訟の原告さんのお父さんである知念正勝さん、原告の女性、原告の娘さんに、ハンセン病についての誤った国策およびそれから作出・助長されたハンセン病についての偏見・差別が、家族にどのような被害を与えたか、そして、そうした被害が家族においていかなる意味をもったかを、原告さんご家族の実体験として、丁寧に語っていただきました。

お父さんの知念さんからは、以下のような話をして頂きました。

• 堕胎が当然とされた当時の園内での、同じく入所者だった妻の妊娠、その喜びと二人で話し合って決めた「生んで、育てよう」という決意。しかし同時に、周囲からの堕胎の圧力に対する苦悩。周囲の説得に負けて夫に隠れて堕胎処置を受けた妻、しかし処置が失敗して子が生まれたことの大きな喜び。

• 子どもが生まれた後、妻に、堕胎という、おそろしい、苦しい経験を二度とさせたくないと思い、ワゼクトミー（断種処置）を受けることを決意。処置の際は、「自分がもう、なんか男じゃない、男性じゃないような、情けない、悲しい思い」だったこと。

- 「宝物」として「大事に大事に育てて」いた我が子だが、「もしかして、私たちの病気を子どもにうつすということがあるかもしれないという、どこかにそういう不安」があり、「いつも子どもを抱くときに、…素手で、そのままのスキンシップというような感じの抱き方を…できなかった。バスタオルをぐるぐる巻いて子どもを抱くというぐらい、ずっと神経を使った」「（心の）中では、当たり前に直接抱っこしたいと思っていた」、「でも、そのころは、…自分でほんとうに病気が治ったかどうかわからない。だから、そういう不安が、当然あったんじゃないか」。
- 園の中で子どもを育てることは許されず、たった一歳の「よちよち歩きをしたくらいの」可愛い我が子を手放す際、「とても悲しく辛い」思いをしたこと。そして、「親の責任として」「自分の手で（我が子を）育てたい」、そのために夫婦で必ず園を出て社会復帰しようと決心したこと。
- 念願かなって、夫婦で退所。しかし、色々な仕事をする中で、「集金のときに小銭を床の上に置かれて、それを拾うのに、ジロジロ見られて。ニヤニヤ笑いながら、見下ろされる」、「煙草の吸殻を雨靴の中に投げ込まれた」、「指に怪我したときに包帯を巻くと、その白い包帯（を指して）、『どうしたの？ どうしたの？』って、しつこく聞かれる。…、もちろん、仕事仲間の人たちは（私が）南静園の入園者であることを承知してますから、いわゆるハンセン病というものと、みんな結びつけて…」といった、偏見・差別を受けながらも、「それでも我慢ができたのはやっぱり、娘を育てる、娘と一緒に暮らすという思いを果たすためには、どうしても我慢する以外はなかった」「それはもう、ほんとに我慢、我慢だった」こと。
- 南静園の中での話や、社会復帰してからの苦労について、子ども（原告さん）に話をすることはなかったと思う。「娘に対して負い目みたいなものがあって、（一方で）なにかと、やっぱり、子どもには注文みたいなものも言いたいときもあるし」「そのへんのものが、私の心理的な面からいって、言うのを控え目にしていたんじゃないか」「（娘に）あまり負担をかけないような、変な考え方なんですけど、そういう具合だったんじゃないか」、「親って、やっぱり、子どもから見れば、世界でいちばん強い人とかっていう、そういう思いがあるはずなんですね。それに対してガッカリさせたくないなという」、しかし今になって思うと、娘がガッカリすることがあっても、率直に話したほうがよかったかなと思う、ということ。

- 自分たち親と引き離された後の、我が子の苦労や受けた偏見差別は、家族訴訟の原告になった子どもの陳述書を読んで、はじめて詳しく知ったこと。自分が全然知らなかった、我が子の苦労や思いをはじめて知ったこと。子どもと一緒に暮らすようになってからも、親子の会話はそんなに頻繁にあったように思われず、我が子が小学一、二年のとき受けていたという苛めについても、本人から聞いたことはなかったということ。

などが、とつとつとした語り口で、折々過去を静かに思い返すように、語られました。

知念さんの「我が子」である原告さんは、一歳で、父方実家に預けられます。その後、複数回の転居を経て、小学校三年生になってはじめて、両親との親子三人の生活を始めます。

原告さんからは、以下のようなお話がありました。時に涙で声を詰まらせながら、言葉を探しながら、しかし毅然とした面持ちでのお話でした。

- 親の病気のため周囲の偏見差別を受けながら育った。近所の年上の男の子達に「クンキャーヌファ（「ハンセン病の人の子」という意味）」と言われていじめられたり、近所の子に無視されたり、「パシリみたいな、『あれやってこい、これやってこい』と…」「学校の行き帰りとかに、畑に入って、『サトウキビ、盗《と》んでこい』とか『トマトを盗《と》ってこい』と言われて、それを盗りに行くのが自分の役目だった」、親が南静園から来て近所の大人と話す際、近所の大人は親の前では「かわいいねぇ」など愛想をするけれど、親が帰った途端に、「もう、目が違う。態度も違う。」「そのときから、大人の顔色をうかがうというか。なんで、お父さんとお母さんがいるときには、あんなにかわいがってくれるのに、いなくなったら、こんなに態度が違うかねぇっていうのは、正直あって」「（その理由は）そのときはわからなかった」「大人が自分にどういうまなざしをしてるかというのは、すごく敏感だったような気がする。」「小学校にあがって…転校して行った先で、（親が南静園にいるとみんな知らないと思い）新しい友達もできる」と思ったけれど、「そこにも実は、知ってる子がいて。その子からもまた…『言うことききかないと、バラスよ』みたいなことを言われて…その子に従ってた…それもすごい、けっこう辛い」という体験をしたこと。

・そうした辛い生活の中で、時おり園に行って両親に会うのはとても嬉しかったこと、しかし、辛い目にあっていることは親には言えなかったこと。また、親と一緒に暮らせない理由はわからなかったけれど、「とにかく聞いちゃいけないみたいなのがあった」ため、一度も聞いたことはなかったこと。

・両親と一緒に暮らすことになり、ずっと一緒にいられると喜び、はしゃいだこと。「これからは険しい道を通り、遠い療養所に通わなくても、会いたい時に両親が側に居る。いつも一緒に居られる」と思ったこと。

「これから、あんな遠いところの療養所に通わなくてすむ」と思ったこと。

・両親との暮らしは、…。けれども、両親と暮らすようになってからも続いていた周囲の偏見差別によって嫌な思いをしても、それは両親には言えなかった、「お利口さんの返事」しか出来なかった。本当に辛いことは親には言えなかったこと。

・両親も、自分には、園の中での辛かった出来事や、社会復帰してからの苦労について話したがらなかったこと。自分も、両親には聞きづらかったこと。母に、自分の赤ちゃんだった頃のことを聞きたくて聞いたことがあったけれど、聞かれたくなさそうにされたことから、それからは細かく聞けなくなったこと。

・自分の子どもが生まれたとき、子育ての仕方を母に聞いたら、母から「自分はあんたを育てなかったから、わからん」と言われ、「聞くんじゃなかった。お母さんに嫌な思いをさせた」と思い、またそれを言わせてしまった自分が、「情けないというか、嫌だな」と感じたこと。

・四〇歳半ばで自分の出生の経緯を知りショックを受けたこと。それまでは、両親のもとで、普通に生まれてきたと思っていたため、自分の生まれる前に、両親に、堕胎処置や断種措置といったことがあったと知り、複雑で、いろいろ考えさせられた。親がなぜ今までこうした話を自分に言わなかったのか、母はどんな気持ちだったのだろうか、そして、自分は「あんなにしてまで生まれた子なのだ」と思ったこと。

・自分の子を持ったことで、自分の母が子を育てる機会を奪われた意味を実感したこと。

・家族訴訟が起こされることは、父から聞いたけれど、「先の裁判でハンセン病問題に関して国は謝罪したし、個人的には大変さもあったけれど、それも乗り越えてきて、昔の話だし、いまはもう親子三名、普通に暮らしてる」と軽く考え、最初は原告になることを断った。けれども、その後、「でも、今度は家族（の番）と考えたときに、…まわりに沢山、色々な辛い思いをしてきている家族の人たちがいるのも知っていたので、自分のことも含めて、そういう家族の受けてきた差別や偏見を、世の中の人は知らない」「入所してた方たちについては、ハンセン病の歴史の中にそういうことがあって、療養所でこんな辛い思いをしたとか、色々な被害があったと、色々なものに載っている」「けれども、家族の被害は、教科書はもちろん、ネットで見ても載ってない。誰も言ってないから、載ってない。だから、世の中の人は知らない」「それを、知らないままにしていいのか」「やはり、家族のそういう歴史があったのだから、ちゃんとなにかの形で残さなくてはいけないんじゃないかという思いもあって」原告に参加した。もう一つ、「（母は、自分が）お腹の中にいるときに堕胎の注射をされた」ということがあるけれど、他の方の被害として、「子どもを産んで、（産）声は聞いたのに、看護婦さんからは『死産だった』と伝えられたという証言を聞いたことがあって」「自分と重ねただけに、すごくショックだった」「そういう生まれるはずだったのに命を摘み取られた、亡くなった子どもたちがいる、それも被害の一つじゃないのかという思いがあって」裁判に参加した、ということ。

• 原告になってから、父との…と思う。両親と一緒に住み始めた頃、とても貧しかったが、父はよく「埴生の宿」を唄ってくれた。小学校高学年ぐらいになると、お酒を飲んだ時などに、「人生とはね」みたいな話もよくしてくれた。そういう親子仲だったのに、父は、父自身の小さいときの話などはしなかった。大人になっても、第三者には話しても、自分と二人だけのときは、やはりどこかに、「壁というほどのものではないんだけど、なんか、聞けないという、変なオーラがある」「お父さんって、すごく好きなのに、なんで聞けないんだろうと、自分で自分に質問したこともある」「変に歩み寄れないところがあって」「見た目は、すごく仲のよい親子」「だけど、やっぱり、小さいときから——正直な話を」すると、そうした溝があった。けれども、原告になって、父が前の裁判のときに本当に大変だったんだとわかるようになったし、それまでと違う意味で、父と接するようになれたのは確かであり、自分の気持ちが変わったのは確かなこと。

・迷ったが、患者だけでなくその家族も偏見差別に苦しめられたことについて声をあげなければと決心したこと、原告になってから父との関係がより深まったこと。

等々のお話をして頂きました。

そして、原告さんの娘さんからは、

・幼いころから親戚の家のように慣れ親しんでいた療養所の社会的意味を、自分の成長にともなって理解していき、自分は患者の家族なんだという自覚を持ち、「南静園を訪ねてくる人たちと一緒に、資料を見返したり」といった自分なりの勉強をするようになっていったこと。

・母の出生の経緯を、母と同じタイミングで、祖父の証言集で知っていった、その前から、強制堕胎や強制断種が行われていたことは勉強して知っていたけれど、「母がそういう経緯で生まれてきたというのを知って」「母が生まれてなかったら、わたしも生まれてなかったので、そういう意味では…自分自身もすごくショッキングだったので、それを当事者である母が認識した上で家族裁判に臨んだ」ことに、ものすごく驚いた。また、母は、祖父と交流しに自宅に来るお客さんたちと距離を取っていたように感じてていたし、そういう場で祖父がハンセン病について話していても、「どちらかというと距離を置いて、一歩引いて見ていたというふうな距離感を感じてたので、そこを超えて、向き合い始めたというところが、すごく意外で、びっくりしたというのが正直な感想」だということ。

・祖父が社会復帰したときの話は、祖父からよく聞いていたけれど、「母との関係性の話はあまり聞いたことなく、…あんまりコミュニケーションというものがうまく取れていなかったんだなというところは、(今回)話を聞いてはじめてわかったというのは、多い」「同時に、…(祖父や祖母と、母との間にあった)ちょっとした、なんとなく、薄い膜」「違和感というものを」自分は感じていたけれども、それが、母の育ってきた過程に原因があったんだということを、「(今日)色々とエピソードを聞いていくなかで、あっ、なるほどというところで線がつながった」ということ。

・社会の核になっている三〇代~五〇代の世代の人たちにとって、ハンセン病問題というのが、一昔前のニュースの一頁で終わってしまっている。現在の問題を知っても、「あっ、そうなの。そういうことでやってるのね。頑張ってね」で終わりがち。そうではなくて、特別視をせずに、差別をせずに、こうしなるには、どうしたらいいのかということは考えなければならない、ということ。た世代も正面からこの問題に向き合っていくようになるには、どうしたらいいのかということは考えなければならない、などについて、力強くお話して頂きました。

そして、家族の語りの全体のまとめとして、三名それぞれから、それぞれの言葉で、「家族同士で語りあう意義をあらためて感じた」との言葉がありました。

第二部の最後に、黒坂准教授から、まとめとして、以下のような内容のコメントを頂きました。

• 原告さんの娘さんの話にもあったが、親と子の間で、親御さんのほうは、子どもにどこか負い目があったりする気持ちがある一方で、子どもさんの方は、これは聞いてはいけないことじゃないか、触れてはいけないことじゃないかと思い、お互いにそういうものを抱えてきたということを乗り越えて、今日は親子三代の語らいが実現した。

• ハンセン病問題における家族の被害というのは、まず一つとして、そもそも子どもを持たせないとされたこと。ハンセン病に罹った人びとには子どもを持たせてはいけないとした優生保護法は「不良な子孫の出生を防止する」ことを目的に掲げた法律だった、これが「らい予防法」と同じ年まであった。私たちの社会は、「子どもを産んではいけない人々、生まれるべきでない命」とした法律を持っていたことを、自覚していなければならない。家族裁判における子どもの立場の方々がいる、この法律でまさに「不良な子孫」として位置づけられてきた、これは一つ大きな被害だったと思う。

• もう一つ、隔離政策の遂行の中で、ハンセン病に罹った人々は家族から、故郷から引き離される。今日の知念さんのお話では、娘と引き離される、幼い娘を手放す辛さというのがあったが、一方で、お子さんの側からは、親と一緒に暮らせない、そういう寂しさがあり、しかも、どうして一緒に暮らせないのかも聞けない状況だったというお話だった。このように、家族の側からみても、この患者の「隔離」というものが被害であるということを、私たちは確認できる。そして、隔離政策を進めるなかで、「ハンセン病は恐い病気、うつる病気。隔離が必要なほど恐い病気」ということを一般に知らしめる。この「うつる恐い病気」ということが当事者の方々自身に内面化される。知念さんのお話で本当に印象的だったのは、せっかく宝物のような娘が生まれたけれども、一方で、娘にうつすんじゃないかとスキンシップできなかった、と。それほどまでご本人自身にも、染みつかされてきたんだなということを、あらためて思う。家族訴訟の他の原告さん達にも、「ずっと理由がわからなかったけど、うちの親はスキンシップしてくれなかった。他の家庭では、手をつないだり抱っこしてくれたりって当たり前なのに、うちの親は、手をつないだり、一緒にお風呂に入るなどしてくれなくて、さみしかったです。冷たい親だと思っていた」というお話をする方々がいらっしゃる。今度は、その子どもさん自身が、「もしかして、自分も、いつかこの病気が発症するんじゃないか」「そういう思いを心の底にずっと持ってきて、今もそれが拭えません」「自分には病気が出なかったけど、自分の今度生まれる子どもに、もしかしてハンセン病が出るんじゃないかという怯えが本当にあった」という言葉がある。この「うつる病気、恐い病気」ということが、当事者の家族関係に非常に大きな打撃を与えたというのも、この被害の特徴の一つだ。

・また、ハンセン病に罹ったご本人達自身も差別の対象とされてきた、私たちの社会がそうしてきたわけだが、今日、原告さんのお話にもあったように、家族自身に対しても、同じことを、我々の社会はやってきたということを、今回、この裁判が起きて、家族の方々が声を上げてくれたことで、私達はあらためてその現実を確認させてもらった。私達は、もう一度、このことをきちんと考えていかなければならない。

〔企画が終わって〕

壇上から降りた時、緊張と興奮で、足がガクガクしました。原告さん家族に、その思いが、意図が参加者に伝わるよう、ちゃんと質問できただろうか？　質問が先走ったり、お話を中途半端に遮るようなことはなかっただろうか？　様々な不安が頭をよぎりました。が、いつも熊本訴訟の期日に来て下さっている、顔見知りの原告さん達や支援の方達に、「よかったよ」「良い企画だったね」と笑顔を向けて頂き、また握手までして頂いて、はじめてホッと一息つけました。もちろん、不十分な点は多々あったのですが、一番ほめて(?)もらいたかった方々に「よかった」と言って頂いて、本当に嬉しく思いました。同時に、この企画は終わったとしても、この企画の意義をここで終わらせてはいけない。今日、徳田先生、知念さんご家族、黒坂先生がお話ししてくれたことを、一人でも多くの人に伝えていかなければならないとの決意をあらたにしました。

退所者のからだ・こころ・くらしを支援する仕組み作り
～個別支援の現状から、新たな支援体制を模索する～

加藤めぐみ

報告者　三木賢治（ふれあい福祉協会理事）

パネリスト　平良仁雄（沖縄愛楽園退所者）
青木美憲（邑久光明園園長）
樋口美智子（ハート相談センター個別支援担当者）
加藤めぐみ（大阪府済生会ハンセン病回復者支援センター）
糸数　公（沖縄県保健医療部保健衛生統括監）

コーディネーター　亀濱玲子（ハンセン病と人権市民ネットワーク宮古共同代表）

開催趣旨

二〇一八年五月二〇日（日）、一〇時から一二時半まで、退所者問題の分科会が開催されました。

まず最初に、コーディネーターの亀濱玲子さんより、分科会の開催趣旨について話されました。二〇一一年、沖縄で開催された市民学会交流集会でも「いま、ぬけだそう！　手をつなぎ共に生きる社会へ」をテーマに、療養所退所者をめぐる問題に焦点を当てて論議されてから七年が経ち、地域で暮らす回復者を取り巻く状況はどうなったか。二〇〇九年の「ハンセン病問題に関する検証会議の提言に基づく再発防止検討会」の報告書は、各自治体において回復者支援に生かされているか。「らい予防法」廃止から二〇年目の節目に実施された入所者・退所者調査結果（毎日新聞社アンケート調査）では、約七七％の方が、「病気への差別はいまだにある」と答えていました。回復者が地域で当たり前に生きることの困難さにどのように向き合い、支援の仕組みづくりをどう取り組むか、ともに考える機会にしたいと述べられた。テーマは「退所者のからだ・こころ・くらしを支援する仕組み作り〜個別支援の現状から、新たな支援体制を模索する〜」です。

ハンセン病市民学会交流集会の開催に先立ち、二〇一八年五月八日には、沖縄県の翁長雄志知事に「ハンセン病回復者が地域で暮らし続けるための要望」が「沖縄ハンセン病回復者の会」（共同代表：平良仁雄、知念正勝）から出されたことも報告されました。資料として要望書が会場で配布されました。①退所者・非入所者の医療・介護等に関して回復者が受診できる体制の整備、②地域生活を支える相談支援・同行支援・交通支援体制の整備、③ハンセン病問題に関する啓発事業の強化、④国への働きかけ、療養所将来構想への取り組みについてが要望事項として掲げられています。

全国退所者生活実態調査報告

報告として、社会福祉法人ふれあい福祉協会の三木賢治さんより、「らい予防法」廃止から二〇年が経過した二〇一六年九月〜二〇一七年八月にかけ、退所者に対する支援策の拡充に役立てるためにハンセン病療養所から退所者した回復者の実態調査を実施した「全国退所者生活実態調査」についての報告がありました。調査は対面式で行い、全国の一五五人から回答を得、二四人については体験を聞き取り掲載しています。これまで退所者は病歴を隠して生きてきており、退所後の生活実態や悩んだ胸の内を明かすことはほとんどなく、貴重な調査結果であり、地域で暮らす回復者支援に生かされることが大切です。調査結果は『ハンセン病療養所退所者実態調査報告書』（二〇一八年三月　社会福祉法人ふれあい福祉協会）として発行されています。

パネルディスカッション

パネルディスカッションでは、①回復者の医療的な課題、取り組みについて、②ハンセン病差別の実態、回復者のいきづらさを考える、③回復者のからだ・こころ・くらしを支援する仕組みにづくりへの三つの課題についてパネリストそれぞれから話がありました。

（退所者より）

沖縄愛楽園退所者の平良仁雄さんからは、沖縄県における退所者・非入所者がおかれている状況が具体的に述べられました。今回、「沖縄ハンセン病回復者の会」とハンセン病であったことを出した会の名前にしたことは大きいと最初に話されました。沖縄県は全国で最も多く退所者や入所歴のない人たちが暮らしています。そのほとんどの方々は、ハンセン病への差別や

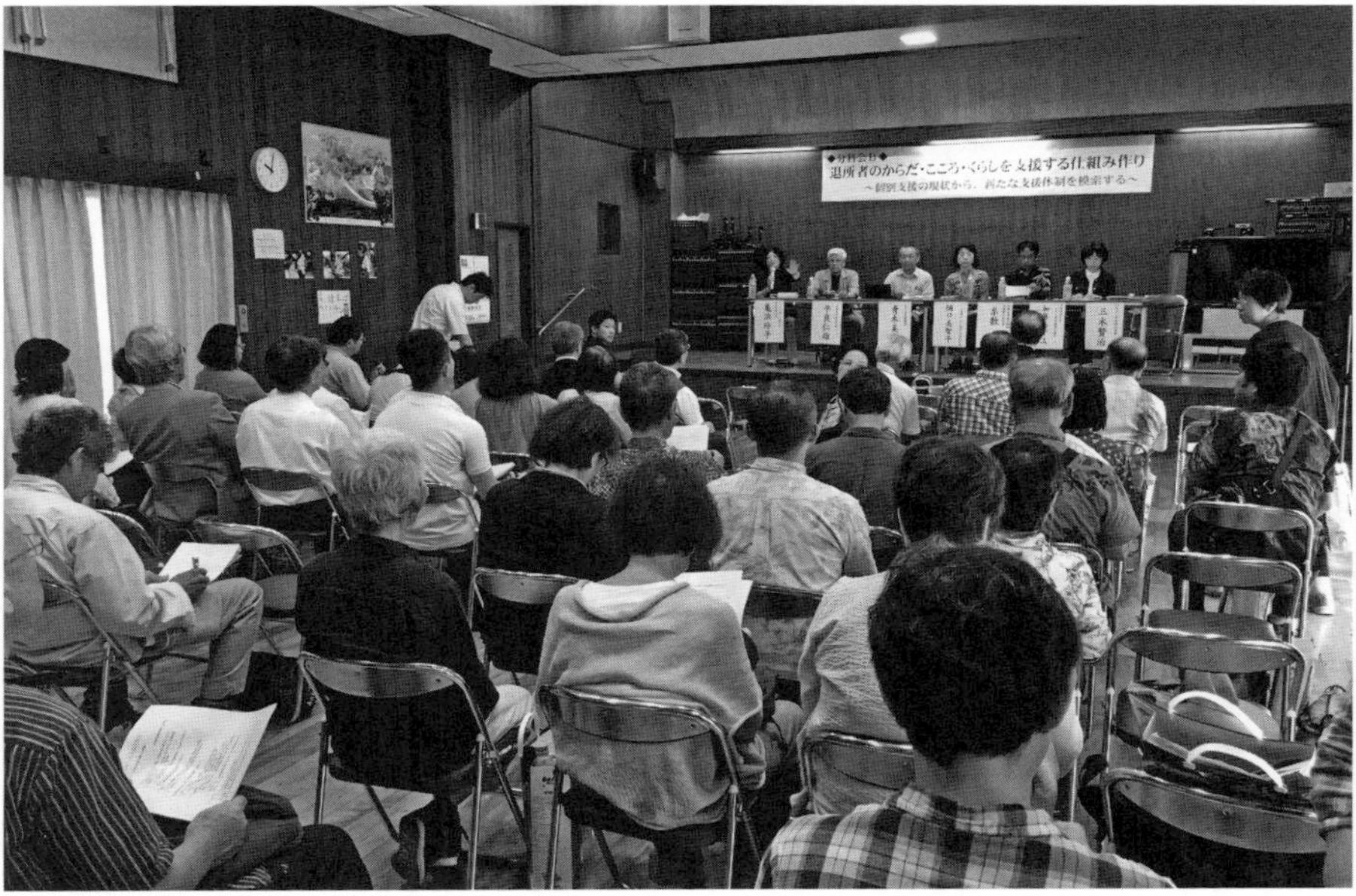

偏見を恐れ、病歴を隠し続けて生活しているのが現状です。そのため地域の医療機関で受診することを躊躇し、後遺症を悪化させる事例も少なくありません。戦後、米軍統治下の沖縄のハンセン病回復者は「ハンセン氏病予防法」により管理され、生活保障もないままでの社会復帰でさまざまな苦労を余儀なくされました。現在は高齢化が進み、抱える問題も深刻さを増しているとして、ハンセン病後遺症の治療が安心して受けられる体制、特に足底潰瘍などのケアができる医療機関・訪問看護ステーションの整備、沖縄県内のハンセン病療養所で受診するためのアクセス保障（交通費の保障、車で送迎等）、療養所内で回復者のためのデイサービス事業を実施すること（地域のデイサービスに行けない回復者のため）、点在する島々で暮らす回復者のための相談体制の整備、療養所に再入所する場合は回復者でない配偶者も共に暮らせるように国に働きかけてほしい等、具体的な課題が出されました。また、沖縄県を軸に関係機関による連絡協議会を設置して欲しいという要望も出されました。

　宮古島の退所者の知念正勝さんは分科会には参加できなかったので、離島の回復者支援の課題についてメッセージが亀濱さんより披露されました。知念さんは沖縄は離島にちらばって多くの退所者が暮らしていること、平均年齢が七五歳を過ぎ、今も裏傷といわれる足底潰瘍で、足を切断した仲間がいることを訴え、回復者に対する対策をぜひこの分科会を機に論議してほしいと言われました。

(ハンセン病療養所医師より)

邑久光明園の青木園長からは、ハンセン病回復者に必要とされる医療として、①ハンセン病・ハンセン病による疾患(再発、末梢神経炎、虹彩炎など)については、専門性が高く、療養所などのハンセン病専門施設で診察されることもあるが、ハンセン病に習熟した医師に相談できる体制があれば、一般の医療機関での診療は充分可能であること、ただし、適切な診断や治療のために、主治医等にハンセン病歴を伝えることが不可欠と考えられること。②ハンセン病の後遺症に起因する疾患(熱傷、足底潰瘍などの創傷、蜂窩織炎・関節炎・骨髄炎などの感染、パラフィン感染など)についても、ハンセン病専門施設で診療されることもあるが、一般の医療機関での診療で全く問題はないこと。ただし、困難症例の場合に主治医等がハンセン病に習熟した医師に相談できる体制があることが望ましいこと。また、適切な診断や治療のために、主治医等にハンセン病歴を伝えることが必要な場合がある、と述べられました。

医療提供体制の整備については、回復者に必要な診療の大部分は一般医療機関で可能であるが、回復者は「ハンセン病の既往歴があると病院で断られないか」「後遺症を理解した上で診療してもらえるか」などの不安のために医療機関を受診しにくいのが現状であるので、医療機関がハンセン病の社会的状況や後遺症を理解し、回復者を受け入れることを医療機関の側から積極的に広報する必要があること、受け入れ医療機関のリストを作成し、公表する必要があること、ハンセン病に習熟した医師を置き、回復者に必要とされる診療を行うとともに、一般医療機関からの相談にも応えることの出来る、地域での診療拠点となる施設を整備する必要があること、これらは都道府県の役割であると話されました。

(沖縄県相談員より)

退所者の個別支援を担当している樋口美智子さんから相談員の立場から見た現状と課題が事例を紹介しながら話されました。沖縄県には、社会福祉士・精神保健福祉士・医療ソーシャルワーカー・ソーシャルワーカーの四団体で組織する沖縄県ソーシャルワーカー協議会があります。日本ソーシャルワーカー連盟ハンセン病委員会では、社会福祉法人ふれあい福祉協会からの委託を受け、「ハンセン病回復者相談センター(ハート相談センター)」を設置し、電話相談、個別支援、見守り支援、退所者の会への参加、相談対応、啓発活動、行政施策化のためのソーシャルアクション、ハンセン病療養所ソーシャルワーカーとの交流会、相談員研修、全国担当者会議の事業を行っています。

沖縄では、現在二人の個別支援担当者が四人の方の支援を行っています。個別支援は、主に、厚生労働省の給与金のお知らせに同封しているハート相談センターのチラシを見ての相談から始まります。東京で電話を受けて課題を整理した後に沖縄の担当者に引き継がれます。中には逼迫した問題を抱えていたのに調整をしている間に、家族に反対されて相談を取り下げた方もいます。担当者には本務があるので、日程調整に時間を要して、希望される日までに会うことが出来なかった事例もあります。しかし、会った方は、初めての出会いですが、あふれるように思いを話される方ばかりであるのは、誰にも相談できなかった深刻な実態があるからだと思います。医療や介護のニーズは、ハンセン病歴を明かさなくても一般的な医療や介護の制度を知っていることで地域での生活は可能なので、情報提供は大切です。住み慣れた地域で専門的治療（特に足底潰瘍等の治療）が受けられるよう、専門研修を受講した皮膚科等の診療体制の整備・公表も必須です。

何より、回復者の思いを丁寧に聞いて、信頼関係を築き、心の支援を継続できるネットワークが重要で、ソーシャルワーカーとピアサポーターが協働して個別のニーズに応じることができるよう、希望する方への訪問相談支援事業を位置づけ、実施することが求められていると述べられました。

（大阪府相談員より）

ハンセン病回復者支援センターの加藤めぐみより報告しました。大阪府の事業で実施しているハンセン病回復者支援センターに退所者支援が明確に位置づけられたのは二〇一二年度からで、退所者の会であるいちょうの会の要望によるものでした。すでに二〇〇四年度から済生会吹田病院ではハンセン病回復者の積極的な受け入れを表明し、二〇〇八年度からは大阪府内のすべての済生会病院（八病院）で受け入れをするため、医療相談室のソーシャルワーカー研修を行い窓口となっています。大阪急性期・総合医療センターでは、邑久光明園の青木先生のハンセン病回復者専門外来も二〇〇八年度から実施されています。また、大阪保険医協会や大阪府医師会でもハンセン病問題の研修をしています。

加藤からは、具体的な事例を紹介し、①退所者と家族の相談支援を実施できる体制を整えること、②ハンセン病問題の啓発活動を有効に実施するため、ハンセン病問題に係る市民意識調査を実施し、ハンセン病問題の啓発の課題を明らかにすること、③ハンセン病後遺症に配慮した医療・介護を安心して受けられるようにするため従事者研修を実施するとともに、医療、介護、住宅費の減免。入院、住宅借受時の公的保証人制度の確立。④病院、介護施設、住宅等、ハンセン病回復者を積極的に受け入れる体制づくり。大阪では特別養護老人ホームに優先入居した事例有。⑤社会福祉法の改正を機に地域福祉計画にハンセン病問題解決の課題を盛り込み、障害者差別解消条例や障害者計画・高齢者計画にハンセン病問題の課題を盛り込むこと等と述べました。

（沖縄県保健医療部より）

地元沖縄県保健医療部保健衛生統括監の糸数公さんからは、沖縄県におけるハンセン病対策への取り組み状況と「沖縄ハンセン病回復者の会」の要望書を受けて検討中の課題について話されました。

沖縄県におけるハンセン病対策事業の平成二九年度予算は九三二万四〇〇〇円です。①ハンセン病療養所入所者家族援護費が五二九万四〇〇〇円で五世帯五人が受給しています。家族援護費というのは国庫事業で、ハンセン病療養所で療養中の入所者の家族で生活困難な世帯に対して、生活保護の基準に準じた生活援護を行うというものです。②ハンセン病対策事業費：ハンセン病回復者等名誉回復事業　九一万五〇〇〇円（療養所入所者作品展・パネル展、パンフレット作成三万一六〇〇枚、ハンセン病問題から学ぶ人権啓発講演会：小学校六校に回復者が出向き講演、③県外療養者対策事業　三一一万五〇〇〇円。県外のハンセン病療養所で療養中の沖縄県出身者を対象に里帰り事業を実施：参加者一人。離島出身の県内の療養所入所者への里帰り事業を実施：参加者三人。県外療養者訪問交流事業　七四万一〇〇〇円。県外の療養所で療養中の県出身者を対象に訪問交流を実施し、沖縄の現状や情報を伝えることで、故郷を身近に感じてもらい、郷土とのつながりがより深まるようにするための事業です。課題としては高齢化、体調などの理由で、里帰り事業に参加する方の減少があります。今後は療養所ごとのニーズを把握した里帰り事業の実施を考える必要があります。

「沖縄ハンセン病回復者の会」の要望を受けて現在、県として検討しているのは、回復者であることを隠して生活せざるを得ない状況の背景には、ハンセン病に対する偏見や差別が存在すること。高齢化によって多様化する医療や介護ニーズへの対応が必要であること。専門的な治療を行う受け皿（医療機関等）が少ない。ハンセン病後遺症による障害が介護や障害認定等に際して、充分反映されているとはいえない状況。回復者に対する個別具体的な支援の仕組み（相談事業）が十分活用されていないと述べられた。方向性としては、ハンセン病に対する正しい知識の普及、ハンセン病問題と歴史を風化させることなく次世代へ伝えていくこと、回復者のニーズの把握に努めること、県庁内の関係部局並びに医師会等の関係団体との調整などと課題を話された。

（質疑応答）

退所者の方三人からは、沖縄県ゆうな協会の相談体制を強化し、退所者のニーズを反映した支援事業に変えていくことが提案された。内藤雅義弁護士からは医療従事者や介護従事者がハンセン病問題を理解していない実態があり、ハンセン病問題の研修の必要性が訴えられた。ハンセン病専門医の和泉眞藏先生からは、地域の医療体制を整えるために専門医として何もしてこなかった反省から、今後は地域の医師会に働きかけていく必要性が語られ、安心してかかれる医療の制度化に向けて取り組む必要性が述べられました。

二〇一八年のハンセン病市民学会交流集会の開催を契機として、いくつかある退所者の会をまとめ、「沖縄ハンセン病回復者の会」を発足され、沖縄県に要望書として提出されたこと、それを受けて、故翁長知事が真摯に対応し、担当課である沖縄県保健医療部保健衛生統括監の糸数公さんにパネラーとして参加いただいた意義は大きいと思います。地域で暮らす回復者が五〇〇人を超える沖縄県での取り組みを注視していきたいと思います。

約三時間におよぶ分科会は、熱心な議論が交わされ、地域で暮らすハンセン病回復者が抱えている課題が明らかになりました。これを機に沖縄県をはじめ全国でも退所者支援の仕組みづくりが取り組まれなければと思います。

円卓ゆんたく会議「どうする自治会」

～私たちぬきに私たちのことを決めないで～

田仲一弥（大阪府立高校教員）

発表者
金城雅春（沖縄愛楽園自治会長）
利光恵子（立命館大学生存学研究センター客員研究員）
新垣正樹（北部自立生活センター希輝々代表）
岩田直子（沖縄国際大学教員）

コーディネーター
宜寿次政江（NPO法人HIV人権ネットワーク沖縄）
早坂佳之（NPO沖縄県自立支援センター・イルカ）

分科会Cでは、これからの自治会をどうしていくのかをテーマとして、話し合いが行われた。サブタイトルの「私たちぬきに私たちのことを決めないで」は、二〇〇六年に国連で採択をされ二〇一四年に日本政府が批准した「障害者の権利に関する条約」を作成する際の当事者の合い言葉である。この「当事者の自己決定権」を柱に、入所者の高齢化などにより危機となってきている自治会を今後どうしていくかについて、障がい者当事者運動との関係から考える場となった。

前半は、四名のパネリストから報告があった。まず愛楽園自治会長の金城雅春さんからセンター的な役割を担ってきた自治会について、次に、優生保護法に基づく障がい者の優生手術について長年聞き取りをしてこられた利光恵子さん、そして県内の自立生活センターの新垣正樹さん、最後に沖縄国際大学でコミュニティについて発信されている岩田直子さんの順で報告を受けた。後半は「ゆんたく会議」として、会場を入れて意見交換が行われた。

報告①　ハンセン病と隔離、優生手術、自治会について

沖縄愛楽園自治会長　金城雅春

沖縄愛楽園自治会長の金城雅春さんからは、愛楽園の自治会の成り立ちと現状、愛楽園での強制断種堕胎、これからの自治会の在り方という三点について、報告と問題提起がなされた。

愛楽園で自治会が最近まで園の業務を担ってきたのは、施設職員が少なかったこともあるが、むしろ愛楽園自体の成り立ちにもよるところが大きい。愛楽園は、一九〇九年に沖縄県議会で療養所を作ることが議論されたが、地域住民の反対にあってできなかった経緯がある。その後、キリスト教の伝道のために派遣されてきていた青木恵哉が、本土に比べて非常に劣悪な患者の実態に接し、区長や警察署長に要請を行っている。しかし事態に進展が見られなかったため、恵哉は誰からも文句を言われない自分たちの土地を自分たちで確保していくという方向で動くようになり、一九三八年一一月に愛楽園の開園を迎えることとなった。それとともに作られてきたのが自治会だったため、自治会も最初から自分たちで治めていこうという形で展開されてきたのだ。愛楽園で自治会が担ってきた役割は大きかったといえる。

ハンセン病療養所の強制断種堕胎については、愛楽園でも国賠訴訟の後の検証会議による調査の中でホルマリン漬けの胎児がたくさん出てきた。これが戦後の琉球政府の時代まで行われていたのだ。愛楽園には入所者のカルテが青木恵哉の分からすべて残っているが、それを調べても記録がほとんど残っていない。カルテに「ワゼクトミー・断種」と書かれているものはほんの一部だけで、強制堕胎になった人たちについてはほとんど記録が残っていないため、数や実態がわからない。誰がやったのかについてはほとんど分からない。聞き取り調査の中で少し出てきてはいるが、それがすべてではないであろうと思われる。全国でそうであったように、闇から闇に葬られてきたのだ。ハンセン病療養所での強制堕胎というのは法律によらないもので、その後、優生保護法ができて、後追いで法律によって手術されるという形をとっている。

最後に、これからの自治会をどうしていくのかということで問題提起がなされた。奄美和光園、宮古南静園が休会状態になっているのは、高齢化と入所者の減少により役員のなり手がないという現状によるものだ。両園とも全療協の通信が置かれていてデータ回線ができているため、九州の通信ブロックに入っている

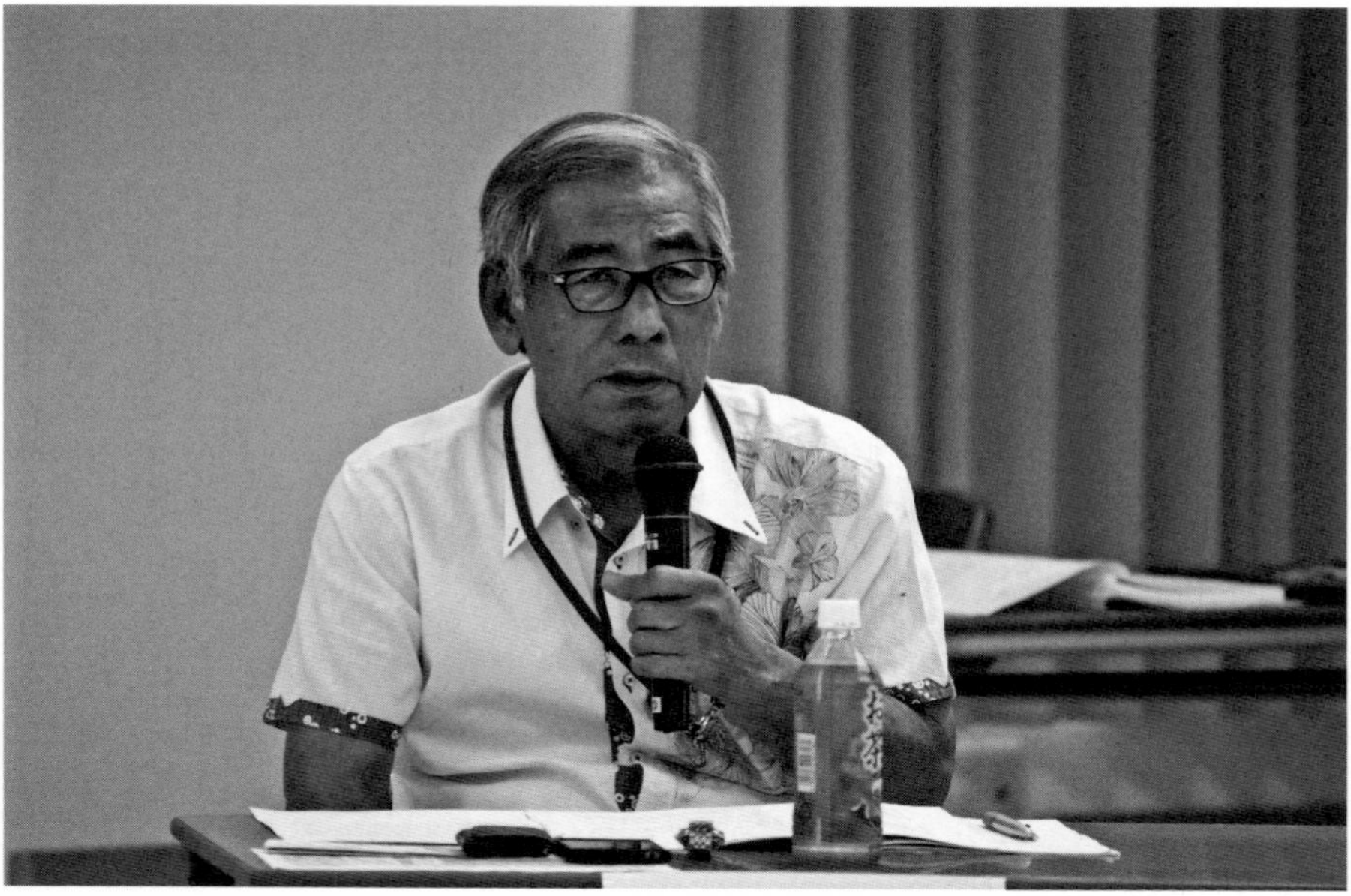

鹿児島、熊本が奄美和光園をフォローしている。愛楽園自治会も宮古南静園をフォローしていて、時々宮古南静園と通信で話をしたりしている。こういう運動は、療養所の自治を守るためにも必要であり、今後もできうる範囲内で残していくことになると思われる。一方で、愛楽園もこの分科会の時点で入所者は一四七名で、平均年齢が八四歳。最高齢が一〇四歳で最低年齢が五六歳という状況だ。今のところ交流会館は自治会が運営している。沖縄県内各地にある博物館、資料館の学芸員の協力によって、運営ができている。夏祭りとかゲートボール大会などの行事も、自治会が企画し、主催している。昨年の夏祭りは三〇〇〇名を超える参加者があったが、いろいろな団体に協力してもらい実施することができた。しかし、もう五年もすればすべての入所者が七〇代以上になってしまう。他の園も同じように高齢化しており、入所者が減少している。今後どんどん休会状態が出てくることが予想される。各支部の自治会が閉会状態になってくると、次に全療協組織が維持できなくなってくる。全療協では各自治会長が参加して厚生労働省交渉とか各行政機関との交渉をやってきたが、それができなくなってしまう。すると入所者の人権はどうなるのか。今、いろいろな福祉施設で問題が起きている。寝たきりの老人を

傷つけるとかいった問題が療養所でも起きないか。昔は療養所の職員が絶対的な権限を持っていたが、再び惹起しないか。医療福祉が本当に守られるのか。こうした心配がある。その中でこの自治の問題を今後どうしていくか。自治を誰が守っていくのかということをみんなで考えていかなければならない。

報告②
障がい者への優生手術の実態、訴訟までの道のり、優生思想について

立命館大学生存学研究センター客員研究員
利光恵子

優生上の見地から「不良な子孫の出生を防止する」ことを目的に掲げた優生保護法の下で、さまざまな遺伝性疾患のある人たちや障がいのある人たちに対して、本人の意思に基づかない不妊手術が行われてきた。まさに、差別を根底に障がい者の性と生殖に関する健康・権利を暴力的に奪っていったという行為だ。

優生保護法下での強制的な不妊手術には、次の三つの形があったと考えられる。まず第一に、優生保護法の第四条・第一二条に基づいて実施された「本人の同意を要さない不妊手術」。第四条では遺伝性疾患とされた人に対して、「公益上必要」な場合には、医師が申請し優生保護審査会が認めれば、本人の同意がなくとも強制的に不妊手術を行ってもよいというのがあった。あるいは、第一二条では遺伝性でない精神疾患や知的障がいがある人に対しても保護義務者の同意と審査会の決定によって強制不妊手術の実態があった。第二には、表面上は、「本人の同意にもとづく」とされたものの、実質的には強制的な状況下で実施された不妊手術があった。第三条では、ハンセン病や遺伝性疾患に対して、本人と配偶者の同意を得て不妊手術を行うことができると規定していた。しかし、ハンセン病の場合、実際には絶対隔離政策のもと結婚の条件として不妊手術が行われるなど、強制的な状況下で行われたことが明らかになっている。遺伝性疾患の場合も、拒否することが難しい状況のもとで同意を迫られたというのが多かった。最近、聴覚障がい者たちが、納得できないまま、あるいはこの手術が何の手術か理解できないままで手術をされたという経験を語っている。統計で明らかになっただけでも、ハンセン病の場合が約一五〇〇人、遺伝性疾患の場合が約七〇〇〇人ある。三つ目に、優生保護法が認める範囲さえ超えた、本人の自由意思によらない不妊手術があった。法律で認められた不妊手術というのは、男性の場合は精管、女性の場合は卵管を縛ったり切断する方法だけで、子

宮摘出をするとか、卵巣への放射線照射といったことは認められていない。「障害者に子産み・子育ては不可能」といった差別・偏見に基づいて、あるいは月経の介助の軽減を目的として、障害女性に対する子宮摘出や、卵巣への放射線照射が行われていたのだ。

本人の同意に基づかない、第四条・第一二条による不妊手術の「強制」がどういうものであったのかということを、厚生省が知事宛に出した通達でみると、四条・一二条による不妊手術は「本人の意見に反してもこれを行うことができるものであること。強制の方法は、真にやむを得ない限度において身体の拘束、麻酔薬施用または欺罔等の手段を用いることも許される場合があると解しても差し支えない」ということで、つまり本人が不妊手術を受けるのがイヤだといっても、縛り付けたり麻酔薬で眠らせたり、あるいは「これは盲腸の手術をする」とだまして手術を行ってもよいということだった。

最近、各都道府県に存在する優生手術に関する公文書が徐々に開示され始め、優生手術をめぐる実態が少しずつ明らかになってきている。神奈川県の優生保護審査会に関する公文書からは、優生手術の大半が、統合失調症を中心とする精神疾患や知的障がいのある人達を対象としていたこと、知的障がい児施設に入所中の十代の女性が「日常生活が自立して行えない」「相手の言いなりになってしまう」「月経の始末ができない」等の理由で強制不妊手術の対象とされたことが明らかになった。

若い時に受けた強制不妊手術は、被害者のその後の人生に大きな重荷を課している。子どもを産み育てる経験の剝奪に加えて、手術による臓器の癒着に起因する痛みなど、晩年に至るまで様々な体調不良が続いている。また、著しい屈辱感の持続に苦しみ、「女性としても、人間としても無価値になった」「自己の中心を失った」と感じるなど、個人としてのアイデンティティのゆらぎも引き起こした。

このような優生手術からの人権回復をめざして、これまで、どのような動きがあったのか、簡単に振り返る。一九九六年に、優生保護法から優生条項を削除し母体保護法に改定されたが、旧法下での人権侵害についての検証や反省は全く行われなかった。一九九七年に発足した「優生手術に対する謝罪を求める会」は、厚生省に対して、優生手術の実態解明と被害者に対する謝罪と補償、障がい女性の子宮摘出の実態調査を求めてきた。だが、厚生省は、「優生手術は、優生保護法のもとで厳正な手続きで行われたもので適法であった。よって、補償は考えていない。子宮摘出は、優生保護法の不妊手術に当たらず、医療上の問題だ」との姿勢に終始してきた。

障がい者団体・女性団体の国連等への働きかけを受けて、自由権規約委員会は、日本政府に対して、強制不妊手術を受けた人の補償を受ける権利を法律で規定するよう、一九九八年から何度も勧告している。二〇一六年三月には、国連女性差別撤廃委員会からも、実態調査と加害者への訴追と処罰、被害者の法的救済と補償を行うようにとの厳しい勧告が出された。

二〇一五年の飯塚淳子さん（仮名）による人権救済の申し立てに続いて、二〇一八年一月、「旧優生保護法は違憲」だとして国賠訴訟が提起された。提訴を機に、弁護団が中心となって全国でホットラインが実施され、多くの被害者が声をあげ始めている。超党派の議員連盟や与党ワーキンググループの動きに押されて、遅まきながら厚労省も、関係書類の保全および調査、相談窓口の設置等の通知を出した。

優生保護法がなくなって二〇年以上たって、やっと、優生手術からの人権回復の動きが始まろうとしている。国賠訴訟の提訴をきっかけに、全国各地で優生手術に関する資料が少しずつ開示され、実態が明らかにされ始めている。これまで国は、「優生手術は適法で、厳正な手続きのもとで行われてきた」と繰り返してきたが、優生手術がはらむ差別のすさまじい実態に加えて、ずさんな運用による更なる人権侵害も明らかになっている。

優生保護法のもとで、障がいを理由に子どもを産み育てる営みを奪われ、生涯にわたって身体的・精神的な後遺症に苦しんでいる人たちの実態を早急に明らかにしなければならない。また、ハンセン病を理由に行われた人工妊娠中絶や不妊手術についても、今一度、検証するとともに、その経験を共有したい。同時に、行政と教育や福祉、医療が一体となる中で強制不妊手術が推し進められてきた、そのしくみの全容を解明する必要がある。それは、今も連綿と続く、病や障がいを理由に不妊手術や堕胎を強いた考え方や社会のありようを問うことでもある。優生保護法から障がい者差別にかかわる条項が削除され母体保護法になった今でも、精神障がいを理由に不妊手術が強要されたり、知的障がいの女性に対して「妊娠回避」を名目に、本人の意思によらない子宮摘出が行われる実態がある。あるいは、強制不妊手術を正当化した考え方が、現在、急速に進行する出生前診断等の「いのちを選別する技術」の開発・普及に直接つながっていると思うからだ。

障害のあるなしにかかわらず、本人が望むならば子どもを産み育てることができるような社会、障がいがあろうとなかろうと生まれてくる新しい命をみんなで歓待できる環境、子どもを産まない、産めない女たちに対する差別のない社会を築くためにも、強制不妊手術をめぐる問題に対して、しかるべき対応を求め続けていかねばならない。

報告③
障がい者運動の経験、地域社会との連携について

北部自立生活センター希輝々　新垣正樹

北部自立生活センター希輝々《きらら》は、八年くらい前から愛楽園と関わりを持っている。これは、沖縄県で二〇一四年にできた「障害のある人もない人も共に暮らしやすい社会づくり条例」を作るために愛楽園と話し合ったことに始まる。その前にも、沖縄本島を縦断する「うちなートライ」のスタート地点を愛楽園としたことがあった。愛楽園をスタート地点としたのは、愛楽園には差別偏見にさらされてきた実態があり、夏祭りなどの地域との共生という実践状況、共生社会の実現に向けた取り組みがあることを知ったからだ。

障がい者団体として「希輝々」は、障がいのある人が地域で過ごしていく中で、自立生活していく上でさまざまな社会的な障壁があるが、その障壁を取り除いていくという活動をしている。活動は幅広く、制度の問題であったり、インフラ整備であったり、そういった障壁を取り除いていくために、障がいのある人の立場に立って行政交渉などを進めている。現在は、車椅子利用者のためのバリアフリー化に向けた取り組みを進めている。

特に、名護市など北部地域では公共交通機関が整ってないことで社会参加が進んでいない状況がある。沖縄県におけるノンステップバスの導入は、全国と比較して進んでいる方だが、中南部でしか導入できていない。北部地域にはノンステップバス、ワンステップバスが二台しかないため、社会参加がし辛い状況がある。こうした状況を打破する取り組みを進めているところだ。

また、自立生活センターでは自立生活塾を開いている。障がいのある人が地域の中で生活する時にどうすればいいかというのがわからない。地域で生活していく時に何をどうすればいいかということを捉えていけるように、一緒に考えていく取り組みが自立生活塾だ。A型とかB型とか様々な施設に呼びかけて、いろんな施設からトライできるような形をとっている。

報告④
自治会活動を地域社会に広げていくために

沖縄国際大学　岩田直子

「どうする自治会」ということで、高齢化によって自治を願う人たちが少なくなっていく中で、これを地域の課題として考えていけるのだろうか。

現在は、行政だけが何かを解決する時代ではなく、地域や様々なセクターがそれぞれの長所を活かしながら生活課題を解決していき、それを自治の基本に据えて社会を創って担っていこうという時代に入っている。市民の協働のまちづくりでは、こういう声なき声、苦難を強いられてきた人たちの声をしっかり聞いてきたかといえば、そういう経験は正直なところなかった。そういった中で、共にやっていこうという時に非常に心配なことは、結局当事者の声を聞きながら共にやっていこうとは言いながら多数派の意見に飲み込まれてしまうことがないかということだ。これは障がい者の運動でもそうだが、いつのまにか健常者の意見が優先されてしまって、当事者の声が届かないような実態が出てきてしまう。名護市が一〇年前に作った将来構想は素晴らしいものだったが、結局、表面的なもので終わってしまっている。多数派の自己満足で終わってしまって、何か大きな変化があったかというとそうでなかったりする。こういったことを考えたときに、共にこうした問題を地域社会が引き受けて一緒に考えていくということは、その声なき声に本当に耳を傾ける努力を続けることが必要である。その覚悟を持っていることがとても重要だ。また、地域の側が共生社会を作ろうという思いを持っていても多数派の声に巻き込まれてしまうという事実を考えるとき、共生とは何だろうかということをもう一度考える必要がある。共に生きるとは何かということを考える時は、排除と隔離の中で抵抗し上げてきた声、健常者中心の社会への批判や抵抗をしっかり聞くこと、その覚悟が非常に重要である。ついつい無関心だったり、知らないままでも何とか生活ができ、無知のままでも何とか過ごしてしまっている状況を克服しなければ、共生社会は生まれない。まちづくりを進めて行く時に、わからないならわからないなりにぶつかっていく、そういう姿勢を地域のなかの私たちがどれだけ持てるかということが鍵になってくる。多様な人が共に生きる社会とは、この抵抗と隔離と排除の歴史にどれだけ私たちが向き合えるのか、批判を批判として受け入れてどう克服するかというところを学び合うことなのである。

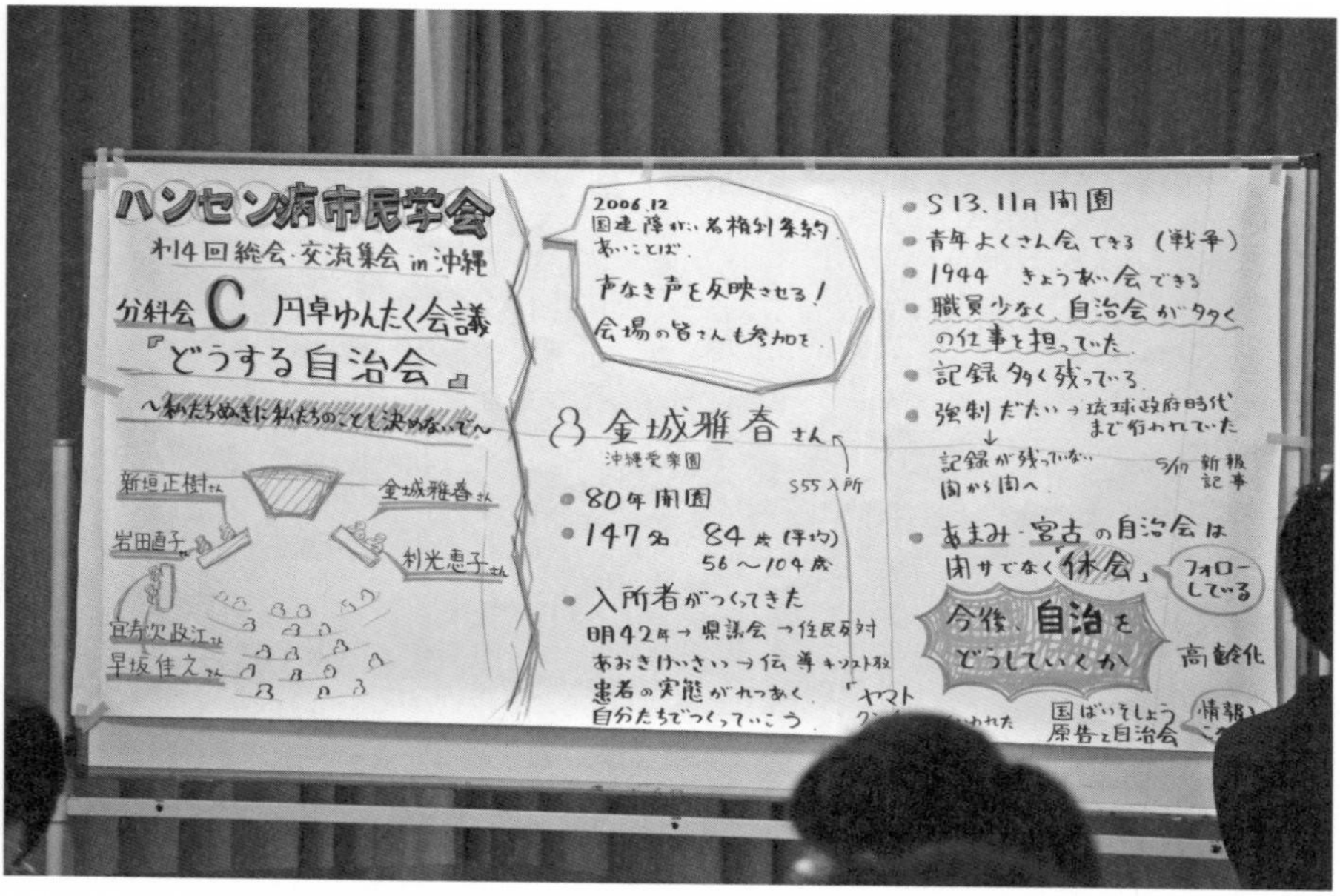

ゆんたく会議

「ゆんたく」というのはみんなで語り合うという意味がある。四人のパネリストからの報告を受け、これからの自治会について、また誰も排除しない社会へ向けて、会場からの発言を入れて意見交換が行われた。

体験者から非体験者への継承を考える
～沖縄戦継承の現場から～

吉川由紀

パネリスト
川満　彰（名護市教育委員会文化課市史編さん係嘱託員）
平良次子（南風原文化センター学芸員）
辻　央（沖縄愛楽園交流会館学芸員）
古賀徳子（ひめゆり平和祈念資料館学芸員）

コーディネーター
吉川由紀（沖縄愛楽園交流会館企画運営委員）

1　はじめに

沖縄戦の証言について、日本近現代思想史研究の屋嘉比収は「ある推計によると二〇一八年には証言できる体験者は一人もいなくなるという指摘もある」と書いた（「戦後世代が沖縄戦の当事者となる試み　沖縄戦地域史研究の変遷、「集団自決」、「強制的集団自殺」『沖縄・問いを立てる四　友軍とガマ―沖縄戦の記憶』二〇〇八年、社会評論社）。根拠とする二〇〇三年六月一七日付「沖縄タイムス」を見ると、「記憶を紡ぐ　五八年目の慰霊の日―薄らぐ沖縄戦体験　高齢化　聞き取りも限られ」という特集記事があった。体験者がいても沖縄戦の記憶が薄れ、他の記憶が入ってくることから記憶違いを引き起こすため、「体験者の正確な話を聞くのに残された時間は少ない」とする。「戦時中に五歳以上で、七〇代までに記憶の正確さが薄れてくるとすれば、一五年後の二〇一八年には、戦争体験者は生存していても、『語る』ことが困難な壁にぶつかる日が来ることになる」と。

今がその二〇一八年である。確かに「語り部活動」ができる方は減った。体験者による県内各地・各学校での証言活動は、体験者の高齢化で終了あるいは減少している（沖縄タイムス「沖縄戦語り部、進む高齢化　懸命の講話」二〇一四年六月二二日）。ひめゆり平和祈念資料館では、元ひめゆり学徒隊による館内講話を二〇一五年三月を以て終了した。しかし、今になってようやく語られた体験もある。やんばる（沖縄島北部地域）の少年らがゲリラ兵として沖縄戦に動員された事実は、体験者の心の傷が大きかったことなどから長らく詳細が不明だった。体験を持たない者たちが「教えてくださ い」と根気強く証言を求め、ようやく語られた体験を丹念に積み上げていった結果、徐々に明らかになった沖縄戦の重要な一面である。敗戦から七三年、日本復帰して四六年も経つのに、未だ沖縄に米軍基地が集中し、事件・事故が頻発するがゆえに、沖縄戦の忘却さえ許さない皮肉な状況が影響しているともいえる。

状況は刻々と変化しているが、現時点では、私たちはまだ沖縄戦体験者とともにある。

屋嘉比は本書の中で、「体験者と次世代との共同作業による、記憶の「継承」の可能性」を指摘する。困難で地道な作業であるが、それを積み重ねることこそが、非体験者が「当事者性」を拡張していく方法なのだとした。分科会Dの四名のパネリストは、まさに「当事者性」とは何かを日々現場で考え、奮闘している方たちである。四名のうち、辻央氏はハンセン病体験の継承について、ほかの三名は沖縄戦体験の継承について、それぞれ現状と課題を報告いただいた。非体験者である私たちが、体験者に代わって何を次の世代に継承できるのか、パネリストの発言に耳を傾けたい。

2　川満彰（かわみつあきら。平和ガイド・名護市史編さん嘱託員）

(1)　原風景はペプシと芝生とゴムぞうり

僕は一九六〇年生まれです。米軍基地が常に私の目の前にありました。生まれ育ったコザ市、現在の沖縄市・一番街があるところは、米兵が日常的に行き交う通りでした。母はパーラー（ハンバーガーやジュースを売る小さなお店）を経営していました。当時、ペプシは一〇セントもするもんですから僕らは全く手が出ない。でも、米兵はいつもそれを、当たり前に買っていく。フェンスの中には常にきれいな芝生があり、木陰があり、きれいな白い家が建っていて、米兵はそこでバーベキューをしている。僕らはよくそこへ忍び込んで遊んでは叱られていました。米兵は基地から出てくるときはきれいにして、靴下をはいているけど、僕らに靴

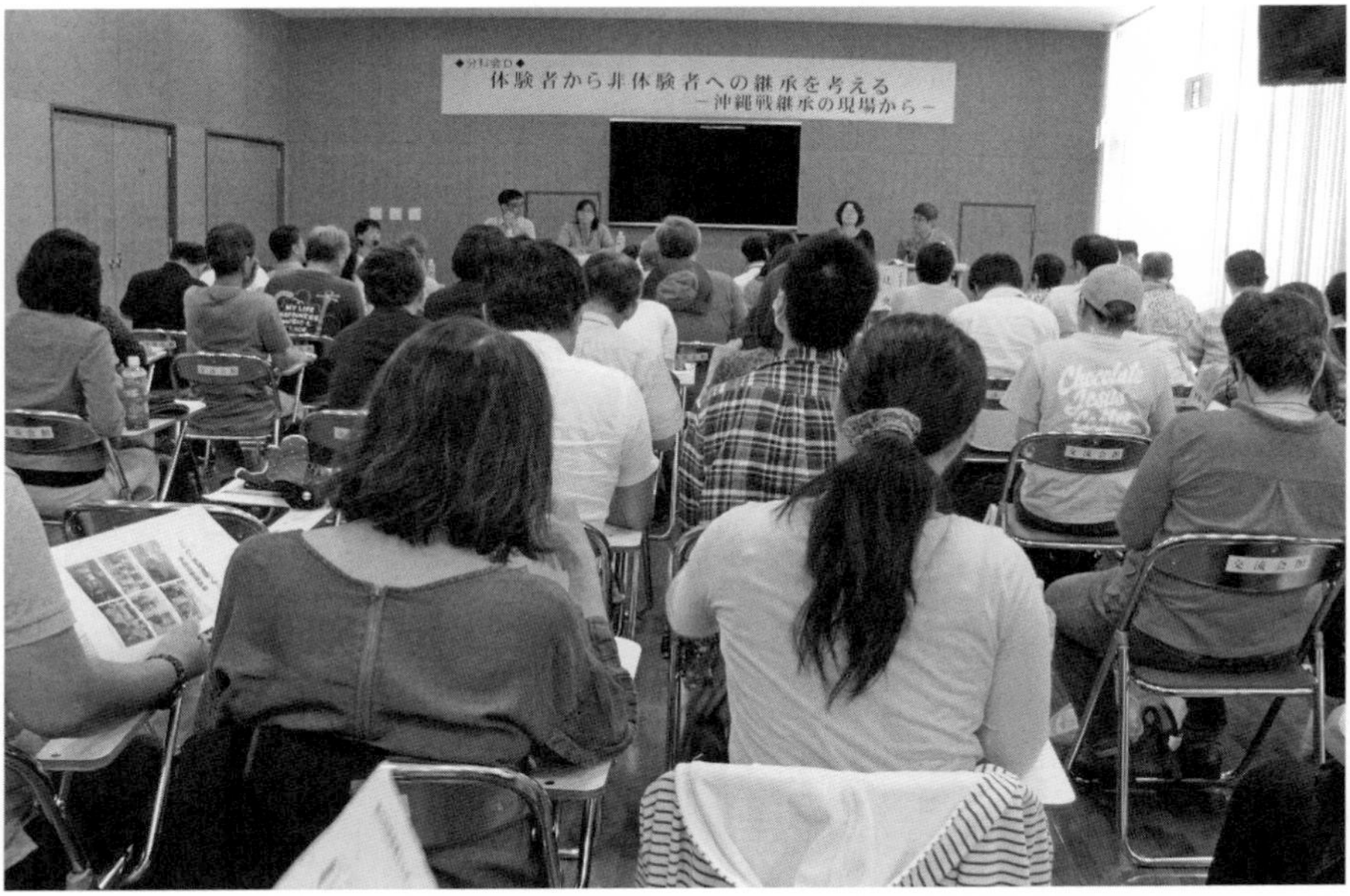
◆分科会D◆
体験者から非体験者への継承を考える
—沖縄戦継承の現場から—

下はなかった。友達などは、学校の通学もゴムぞうりでした。そういう生活のギャップはなんなのか、不思議だなあとずっと思っていました。それが僕の原風景です。

でも次第に、あのきれいな土地は、もともとは自分たちのものだったのだと気付きます。さらに基地の成り立ちを見ていくと沖縄戦に突き当たります。沖縄戦を勉強していくと、日本政府とも対峙しなくてはいけないということに気付いていきました。基地の中に沖縄があるのだということも。

そんな思いから「平和ガイド」をしてきました。本格的に取り組むきっかけは一九九五年の少女暴行事件でした。原風景の背景・歴史を知ると、日本の政治構造のゆがみが見えてきて、政治が差別をつくりだしているのではないかと思うようになりました。差別されている土地だからこそ、政治が見えるのだということを、全国に伝えたいと思いました。

名護市史編さんの仕事に携わりはじめたのは、結構遅くて四七歳のときです。『名護・やんばるの沖縄戦』を編さんするのが大きな仕事でした。しかし、いざ本を完成させると、各学校や図書館に配って「はい終わり」、伝えるのはそちらの役割ね、みたいになってしまいがちです。もともと伝えることに意義を感じてこの活動をしてきたものだから、まとめた本をどうやってみんなのものにするか、ということこそが自分の責務だと思っています。

(2) 体験者を真ん中に、非体験者みんなで模索する

名護市史では、一一年をかけて約四〇〇名の方から沖縄戦体験の聞きとりをしてきました。聞き取りの中で私が注意していることは、その方の「体験」以外に、その方たちの周りでどのような「亡くなり方をしたのか」を聞くことです。また、生き残った体験者が、その戦後をどう生きてきたのかを聞きます。今日はその証言を紹介したいと思います。

沖縄県立第三中学校出身の宮城光吉さんは、西原町で大きな病院を経営されていました。「沖縄戦体験者にこれ以上苦しい思いをさせたくなかった。病院で安心して医療を受けてほしいと思ったから」だと言います。なんてかっこいい！　と思いました。

他の三中生の屋嘉比浩さんは、戦時中御真影を運ぶ係をさせられた体験をお持ちですが、直接子どもたちに話を聞いてもらいました。また、紙芝居も作っています。ひめゆり学徒だった北城良子さんの体験を『六月がくるたびに』にまとめたり、名護小学校の裏の集落の方たち一〇名くらいの話をもとに『山が泣いた日』なども作成しました。この紙芝居は高校生が自分たちで上演するようになりました。

「高校生と考えるやんばるの沖縄戦」は今年で二四回目になりました。南は宜野座高校から北は辺戸名高校まで希望者を募ってフィールドワークを行います。戦争体験者に、その場所へお越しいただいて、直接、証言を聞いています。

沖縄戦のみならず、基地の歴史フィールドも行っています。名護から中部の基地に行くとしても時間に限りがあるので、たとえば嘉数高台公園から普天間基地を見ながら、伊波洋一さん（元宜野湾市長、現参議院議員）に来てもらって話をお聞きしました。名護市だと辺野古が問題となっていますが、教育委員会主催では〝テント小屋〟に行って話してもらうことはできません。フェンス近くは、普通のただの砂浜（笑）なので、稲嶺名護市長（当時）に来てもらって、「なぜ名護市は辺野古の基地建設に反対しているのかを基地建設の歴史から語ってほしい」とお願いします。

名護市教育委員会が費用をすべて負担しますが、年々参加者が増えて現在は八〇名にまでなりました。今年のテーマは伊江島の戦争と基地で、「集団自決」を体験した並里千枝子さんに来ていただきお話をうかがう予定でしたが、並里さんが体調を悪くし、来られなかったことは残念でした。

一方で、問題もあります。沖縄戦の「語り部」がいらっしゃらないのです。学校で平和学習というと、体験を四五分でしゃべってくださいと言われてしまいます。あんなに大変な体験を、です。一般の体験者にはとても無理です。ですから、子どもたちの目の前で、私が体験者の聞き取りをしている場面を見てもらいます。そうすることで、時間内に整理して話さなくてはならないという体験者のハードルをなくしていく。これからはそういうことが必要になってくると思います。話すことに慣れていない、また話せない事情を抱えている場合、どう私たちが向き合っていくかということが課題だと思っています。

私は、戦争体験者を常に中心に置かなければいけないと思っています。そして非体験者みんなで体験を聞き取り、それをどうやって伝えていくのかを、非体験者みんなで考えていく。体験者とともに、非体験者も共に先頭に立つ工夫が必要だと実感しています。亡くなった方の様子もきちんと聞くことで、出来ることも増えると思います。

(3) すべての人災がない社会に

ハンセン病をめぐる差別構造と戦争は「人災」であるという点で明確だと思います。そして人災である限り、戦争責任は必ずあります。今この戦争責任が非常にあいまいになっている。平和学の父ヨハン・ガルトゥングが、「消極的平和」を戦争のない状態、「積極的平和」をすべての人災がない状態と言いました。「積極的平和」という言葉の使い方で、安倍首相はガルトゥングさんに「盗用だ」と指摘され使わなくなりましたが、そもそも趣旨が違います。

最近、戦争をめぐる発言で気になるものが二つあります。一つは、「どうして沖縄戦ばかり悲惨さを強調するの？」というものです。大都市の空襲、広島・長崎の原爆、飢餓状態の地域もあったのに、沖縄だけ？とよく言われます。しかし戦争被害は比較するものでしょうか。なぜそういう状態に陥ったのか各地域での検証が必要です。そこに、責任を問う方向性が芽生えるのです。もう一つは、「今の平和で豊かな社会は戦争で亡くなった人のおかげ」というもの。ある沖縄戦体験のおばあちゃんが言いました、「夫も息子も戦争で失った。私が鍬を持って畑を一生懸命耕して、ほかの子どもたちを育て上げたんだ」と。今の社会は、生き残ったこのおばあちゃんによってつくられたものなのです。亡くなった人のおかげではありません。亡くなった人のおかげにすると、また、戦争責任は見えなくなってしまいます。

3　平良次子（たいらつぎこ。南風原文化センター学芸員）

(1)　基地の存在に慣れてしまっていた

一九六二年八月六日生まれなので、小さいころから「ヒロシマ」「原爆」と周りから言われたこともあり、私の中には無意識にそれがあるという気がしています。

生まれたのは本島北部の大宜味村ですが、小学生になるころ家族で宜野湾市に引っ越しました。そのため当時の思い出は、普天間基地のすぐそばの自宅で昼寝をしていても、ヘリコプターの飛んでいる音が常に聞こえるというイメージです。学校でも、学年に何人かはいわゆるハーフ、片親がアメリカ人という人が何人かいましたし、両親のどちらかが米軍基地で働いている子もいました。私の両親は教員なのですが、私が小学校のころは子どもの世話より復帰運動で忙しい人たちで、夕飯がないこともしょっちゅうでした。「うちの両親は、なにか沖縄のために一生懸命やっているんだ」みたいなことを言い聞かされて（笑）、育ってきました。

中学でまた田舎の大宜味村に引っ越しました。ここで大きな違いに気付いたのは、ヘリコプターの音がしないので、昼寝がしづらい、ということでした（笑）。普天間のころはいつもプルプルプルプルプル…というヘリの音がずーっと聞こえていたのですが、大宜味村はその音がない。基地の存在に麻痺していたなと今では思います。

基地の近くにいたことで、暮らしのそばに大きな怖いものがあるという印象はありました。一方で、楽しいこともありました。一年に一回「乞食祭り」というのがあったんです。子どもたちがランドセルを背負ったまま基地の中に入っていき、「なんとかかんとか～」と言って、ドアを叩いて飴玉をもらう、というものです。今考えれば、ハロウィンだと思います（笑）。ハロウィンを乞食祭りと呼び、そんな楽しい催しもあった、そういう体験を持ちつつ、今は、歴史を伝える側にいるわけです。

(2)　多面的な取り組みを展開

一九八九年に、給食センターの建物を再利用してスタートしたのが南風原《はえばる》文化センターです。基本理念は「戦争と文化は両立しない」。九年前に現在の場所に移りました。常設展示室で戦争のことを伝えていますが、スタートは南風原陸軍病院壕の復元展示です。奥にいくと、戦前、どういうしくみや歴史があって戦争に至ったのかを、証言を中心に展示しながら、しっかり考えてもらうコーナーを広くとっています。

沖縄戦関連の企画展も毎年六月二三日の前後に行っていますが、昨年の企画展は異色でした。県内のアーティストで構成された表現活動グループ・すでぃるが、昨年は南風原文化センターとコラボしたいと言ってくださったんです。私たちは何をすればいいですか?と聞きましたらたった二つ、南風原町で集めた戦争体験の証言と遺品を貸してくださいとだけ言われました。あとは仲里安広先生の構想に基づいて、展示が行われました。展示室内に新たに壁やコーナーを製作し、モニターも八個くらい置いた、非常に費用のかかったものでした。照明は薄暗く、目の高さに設置した鏡に、透明のシートに書いた証言を貼り付けたり、モニターで証言を映し上方向へロールさせて見せるというものもありました。

　工夫を凝らした展示でしたので、見学者から様々な感想が寄せられました。「モニターの証言展示を見てはっとした。自分はこれまで、沖縄戦の証言を途切れ途切れにしか読んでいなかったことに気が付いた」と。実はこれ、こちらの操作ミスでモニターの証言がうまくロールせずに、カタン、カタンと動いて途切れ途切れに表示されてしまっただけなのですが、かえってそれが見学者に新たな気付きをもたらした。また、鏡に映った証言も、鏡の真正面に立たないと文字が二重写しになってしまって読めないという趣向を凝らしたものなのですが、それによって「自分は証言と正面から対峙してこなかった」と、これまでのご自身の姿勢を問うような感想を書いた方もいました。仲里先生は、遺品も、あたかも人がいるように展示するなど工夫されていて、これからは伝え方や見せ方が非常に重要になってくるのだな、と気づかされました。

　今、平和学習で多くの修学旅行生が沖縄に来てくれますが、沖縄戦のときには県外から多くの日本軍将兵が沖縄に来ました。学生さんには、自分の身近にも沖縄戦にかかわった人がいるのではないかということも考えて欲しい、と言います。戦争は過去の歴史として学習するのではなくて、今生きている人たちも、戦争で生き残った人たちがいたから私たちがいるということを意識して、戦争にかかわりのない人は一人もいないのだということを強く言うようにしています。

　南風原町では一九九四年から「南風原町子ども平和学習交流事業」を行っています。広島の被爆者であった沼田鈴子さんから「南風原の子どもたちをぜひ広島へ連れてきてほしい」との呼びかけで始まりました。毎年、夏休みに四つの小学校から六年生を二~三人推薦してもらって取り組んでいます。いろいろと議論をし、戦争や平和だけではない、人権や差別もテーマに入れた学習にしたいということでスタートしました。南風原の戦争はもちろんですが、広島・大阪・京都などに行き、戦争とは平和とは何か、人間も過ちを犯す、国も過ちを犯すことをしっかりととらえて、弱者の視点から社会の見方を学ぶ力を養えたらいいなあと思っています。

愛楽園では宿泊して学習をさせてもらい、その際、金城雅春さんや平良仁雄さんの体験談をお聞きしますが、子どもたちが言います。「いろんな苦労をしたはずの人たちが、なんでこんなにやさしいの?」。子どもたちが感じるものはたくさんあるのだなと思います。今日はそのOBたちが、ボランティアで手伝いに来てくれました。

文化センターの後方には「南風原陸軍病院壕」が残っています。一九九一年に町の文化財に指定され、一九九八年頃までに厚生労働省による遺骨収集が二〜三回行われましたが、そのままになっていました。その後、文化財保護委員会が中心になって測量や聞き取りなどもし、結果、これを保存・公開しようということになりました。二〇〇七年の公開にあたっては、壕内の平和ガイドを養成し、見学の際は必ずガイドがついて案内することにしています。年間約一万人が訪れています。

昨年からは、各学校の平和学習担当の先生を文化センターに集めて、事前に平和学習の打ち合わせをすることにしました。南風原町教育委員会の学校コーディネーターという方が、各学校の要求を聞いて、関係者との連携を図るという取り組みの一環です。体験者も当然少なくなり、みなさんが上手にお話しできるわけではありません。なので、名護市と同じように、事前にお話をうかがっておいて、私が一緒に学校へ行って質問をし、話してもらう方法をとっています。大切なことを話しそびれたりしないし、時間内に何とかまとめることができます。戦争証言集はたくさん発刊されていますが、「さあ読んで」と子どもたちに渡してもなかなか読みづらいです。なので、それを一人ずつの証言にばらして、表紙をつけて、学校に貸し出したりもしました。児童一人が誰か一人の証言をゆっくり読む、そこから絵本を作る、紙芝居をつくる、という方向につながっています。

私には、忘れられないお二人の言葉があります。一人は昨年亡くなられた版画家の儀間比呂志さん。沖縄戦当時は大阪にいて沖縄戦は体験されていません。彼の作品には沖縄戦をテーマにしたものが非常に多いのですが、その一つに、ガマの中を描いたものがあります。子どもを抱きしめている母親、女性を暴行している兵士など、いくつもの場面が組み合わさっています。儀間さんがおっしゃったのは、「僕は沖縄戦のころ沖縄にいない。しかし、いないからこそ描けるものがある。戦争体験者は自身の体験や当時のことをはっきりと話せるかもしれないが、そのとき、ガマの外では何が起きていたか、別の場所で何が起きていたか、大本営はどういう指令を出していたかは知らない。自分はそれらを同じ距離で見ることができ、自分の中の沖縄戦というものを表現できる」と。だから、私たちの役割があるのだというお話しでした。

もう一人は沖縄戦研究の大城将保さん、嶋津与志という名前で脚本なども書いていらっしゃいます。大城さんは沖縄戦当時九州に疎開していました。小学校一年生になるころ沖縄に引き揚げてきたのですが、そのときの同じ一年生は、沖縄戦で南部を逃げ惑って生きのびた同級生なので、手の怪我や足の怪我を背負い、ものすごい修羅場をくぐり抜けてきた表情をしていて、とても大人に見えたのだそうです。自分がすごく恥ずかしかった、痛い思いや怖い思いをしていないことが、とても後ろめたかったと。だからこそ、沖縄でどんなことがあったのか知りたい知りたいということで、沖縄戦研究者になって住民の戦争体験証言をたくさん集める仕事に就いていったのだそうです。

お二人は沖縄戦を体験していなかったけれども、沖縄戦を語る方々になっていました。私を励ます言葉だなぁと思っています。

(3) 根はひとつ

「ワジワジー」という言葉をレジュメに入れました。これは沖縄の言葉で、腹の底からの煮えたぎる悔しい思いという意味です。ハンセン病差別の被害に遭った人も、沖縄戦でなぜ私たちがこんな被害に遭わなければならなかったかと思った人の中にも、この「怒り」というものがあると思うのです。沖縄戦をめぐる教科書の記述問題や、基地を造るなと言っても造るとされてしまう、これも悔しさ、怒りです。このワジワジーがあってこそ、自分たちの意思表示になりますし、意思表示がなければ前にも進めないと思っています。

ハンセン病回復者の方々の話を聞いたときと、沖縄戦のさなか壕の中で、守りたかった自分の子どもを周囲に「うるさい」と言われて殺めてしまったお母さんの証言を聞いたとき、被害にあったはずの人たちが「自分のせいで家族が苦しんだ」「自分のせいで子どもが死んでしまった」という話をされました。被害者だった方が「加害者かもしれない」と、ご自身の心の中で感情が渦巻いてしまっているというイメージがありました。でも、いろんな問題の根は一つだと思っています。だから、一番苦しんだのは誰か、悲しんだのは誰か、誰が何をしてこれが起きたのか、という考えをしっかり持っていれば、非体験者でも通じるものがあるのではないかと思っています。

4　古賀徳子（こがのりこ。ひめゆり平和祈念資料館学芸員）

(1)　沖縄の資料館が持つメッセージ

一九七一年の生まれで福岡県の出身ですので、全く沖縄のことは知りませんでした。沖縄の歴史や文化との出会いはほとんどありませんでした。修学旅行も沖縄ではありませんでした。

大学生の時、夏休みに初めて沖縄へ来て、ひめゆり平和祈念資料館と沖縄県平和祈念資料館を訪れました。それまでの私は、資料館というと古い物が並んでいるカビ臭いというイメージでしたので、沖縄の資料館が持つメッセージ、言いたいことがストレートに伝わってくるような展示を見て、非常に印象に残りました。卒業して沖縄に来て、南風原町で町史編さんに携わり、その後二〇〇九年からひめゆり資料館で働いています。

ひめゆり資料館は、体験者の話が聞ける資料館として知られており、平和学習の場として多くの修学旅行生が訪れます。ひめゆりの体験者はずっと前から体験を語っていると思われがちですが、資料館ができるまではほとんどの体験者は人前で話したことがありませんでした。学校の先生をしていた方が多いのですが、当時の教え子は、先生がひめゆりだったとは知らなかったという方が多いです。同僚の方もそうです、後で知ったと。

中には思い出すだけでパニックのような症状が出てしまう人もいました。戦争体験者であっても体験を語ることはとても難しかったのです。米軍の戦闘機の音が聞こえたら、沖縄戦のときの機銃掃射で狙い撃ちされたときの恐怖が蘇って思わず走って逃げてしまった方もいますし、お祭りのときの打ち上げ花火の音が艦砲射撃の音に似ているために、気持ちが落ち込んで滅入ってしまう、家で静かにしているという方もいました。

ひめゆり同窓会が資料館を設立しましたが、オープンした時、プロデューサーから展示の説明をしてくださいと言われてとても戸惑ったそうです。定年退職後、何年もかけて資料館建設に携わってきたので少し休みたい、人前で語るなんて出来ないと思っていたのですが、やむなく始めることになりました。

(2)　“師匠と弟子”ではなく、共に来館者と向き合う

最初は話をしながら戦場で亡くなった友達の顔が浮かんできて、話が途中で出来なくなってしまうことも

ありました。私も一九九〇年に初めてひめゆり資料館に行ったのですが、そのとき、私も泣いてしまいましたが、体験者の方が泣いてしまわれていたのもよく覚えています。そうして語り始めたわけなんです。でも、初めは展示室で騒いだりテンションの高かった修学旅行生が、資料館で話を聞くうちに表情が変わっていく様子を見たり、「自分は戦争のことを知っているつもりだったけれど、初めて本当のことを知りました」といった感想などを聞き、しっかりと受け止められているという経験をしながら、体験者は伝えていくことの大切さを感じていきます。

開館当初は、体験を語る一方で来館者の中にも戦争体験者が多かったことから、訪れる方たちの戦争体験を聞く場にもなっていました。また、中高生からの質問や疑問も直接、体験者に向けられます。たとえば「どうして陸軍病院に行くのはイヤだと言わなかったのですか」と聞かれます。体験者はとっても驚きました。子どものころから国のために戦うことは当たり前という教育を受けていますので、嫌だと思わない、むしろ頑張ろうねと励ましあいながら動員されていく。自分たちは全く疑問を持たずに行った、しかしその結果たくさんの友達を無残にも失ってしまった。でもそれが、今の子どもたちには分からないんだなと気付くのです。

そこで開館一周年のときには、戦前の軍国主義教育の様子と、楽しい学校生活も送っていたという一〇代の暮らしの両方を伝えようという企画展を行いました。この内容が、現在の資料館の第一展示室に反映されているわけです。来館者に直接語って反応を知りながら、あるいは受け止めてくれることに励まされながら、伝え方の工夫を繰り返してきました。体験を語るだけでなく、多くの（沖縄戦についての）説明もして学芸員のような教育普及活動もしてきました。

そんな中、次の世代にどう伝えていくかという、職員の育成に取り掛かりました。継承というとよく〝師匠と弟子〟のような、お互いが向き合って教えてもらうというイメージがあるかもしれません。私もそういう感じなのかと思っていましたが、ひめゆりでは、そういうのはありませんでした。体験者のみなさんはとても忙しくて、多い時は一日四人の体験者が当番で資料館に入り、一時間交代で展示室に立ちます。要望があれば一〇〇〜二〇〇人に対しての講話も行いますので、職員に向かって何か教えることよりも、来館者に伝えることに全精力を注いでいるんです。でも、体験者も七〇代を超えた頃から、自分たちが立てなくなっても伝え続けられるようにと、職員の育成を始めたわけです。

開館から二〇年経った二〇〇八年～二〇〇九年にかけて、ようやく体験者一人ひとりが動員された戦跡をたどり記録する作業にとりかかりました。また開館二〇周年記念で、県外でひめゆりの巡回展をすることになり、その展示説明文を一緒に作成しました。朝から夕方まで丸一日かけて、文章の「てにをは」までチェックする、そういう作業を共にしました。私たち非体験世代が、学んで理解した事柄をもとに自分で説明を補いながら文を書くと、勘違いがあったり、分からなかったことがはっきりしてくる。そういうやりとりをしながら、伝えることの工夫を一緒にやっていくという関係です。ですので、体験者と向き合うというより、来館者の方に一緒に伝える、そこへ共に向かっていくという形での継承を行ってきたと思います。

最近、体験者にとっても「展示」という形が重要だと思った出来事がありました。他の女子学徒隊の体験者が、知人に頼まれて県外の大学生を一日案内し、一緒に回ってご自身の体験談を話してきたそうなのですが、自分たちの体験を言葉でどんなに言っても伝わらないことが、ひめゆり資料館にきて資料や映像を見たらよくわかる、だから自分は誰かを案内するときここに連れてくるようにしているとおっしゃっていました。体験者であっても、言葉でその体験を伝えることは実は非常に難しい、展示を見ながら全体像を理解するという意味で、体験者にとっても大事なものだということに気付かされました。

二〇一二年には、企画展「生き残ったひめゆり学徒たち」を担当しました。展示冒頭のタイトル「死ななければならないと思っていたのに」で示したとおり、体験者は「生き残ってしまった」という自責の念を抱えて戦後を生きてきました。展示を共に製作していく作業の中で、収容所の中での体験、死んだ友だちの遺族に会った時の苦しさ、一方で孤児院で孤児の世話をしたこと、子どもたちの明るさに救われたり、自分の親に会えて生きていたことの喜びを初めて感じたり、そういう感情を知り、新たに理解を深めることができました。体験者は、「生き残ってよかったですね」と善意で言われても、何と答えていいかわからない、簡単に「はい」とは言えないで戦後を生きてきました。そのことをご本人たちは言いません。亡くなった友達のことを伝えたいから、こんな風に生きていた友達がこんなにも無残に死んでしまったということは話してきたけれども、自分たちが辛かったという話はしてこなかったのです。しかし、やっぱりそれを知った体験の無い私たちは、そのことも戦争の大きな側面じゃないかと思うわけです。戦争は、戦闘が終わったら終了ではなくて、生き残った人たちをずっと苦しめることを、伝えるべきじゃないかということで、やはり戦後についても伝えていこうと、今、積極的に展示に反映させたり説明に立ったりしています。

(3) ひとがつなぐもの

沖縄戦やハンセン病問題の継承に共通するのは、国益や国策を優先するのか、国民一人ひとりの命や尊厳、生活を大事にするのかという考え方の中で、国策を優先するとこういうことになるのだと、事実としてそれを示す・知らせるという意義があると思います。

一方、近くにいても接点がないので、これらの問題についてなかなか知ることができないとか、長い年月が経つ中で非常に遠い問題になってしまっているという課題があります。知らない人や若い人にどう伝えていくかを考えたとき、例えば私は外国に行ったとき、歴史などを知りたいけれども、「何月何日に何があった」とかと言われてもその出来事にどういう意味があるのかわからなかった、という経験があります。知らなすぎて分からないというとき、そこに、人が必要になると思います。物事の接点をつないでくれる人です。その役割は、体験の有無に関係なくやるべきだし、出来ることだと思っています。

5 辻央（つじあきら。沖縄愛楽園交流会館学芸員）

(1) 「協働」という直接対面的な取り組み

私は他の三名の方と少し立ち位置が違う点もありますが、交流会館設立の経緯やハンセン病問題の継承について発言したいと思います。

この交流会館の取り組みも、沖縄においては沖縄戦体験継承の延長線上にあると思っています。一方で、ハンセン病患者の沖縄戦が、沖縄戦体験継承の中で当たり前に取り上げられてきたわけではありませんでした。もちろん、全く取り上げられていなかったわけではありませんでしたが、チビチリガマや慶良間諸島などで起きた「集団自決」（強制集団死）の体験が、語られるまでに非常に時間を要したことと似ています。沖縄社会は沖縄戦を境に様々な変容をもたらしましたが、同時に人間関係やシマ社会は継続していた。それが、「集団自決」のような問題の場合、被害者の親族と加害者及びその親族が同じ社会空間の中で暮らしていくために、語りにくさを生み出してきたと思います。加害と被害が重層的で、継続する関係性のなかで暮らすという点において、ハンセン病体験者の語り難さと近いものがあるのではないかと思います。

昨年春に発刊された『沖縄県史　沖縄戦編』でハンセン病患者の沖縄戦がようやく、きちんと項目立てて出されました。ハンセン病患者の歴史は、沖縄戦の問題一つとっても、ここ二〇年ほどの間でようやく語られるようになった、当たり前に取り上げられてきたわけではなかったことを認識する必要があります。

沖縄大学で教員をされていた屋嘉比収さんは、その著書の中で、「今、戦後世代の私たちに問われている緊要なことは、非体験者としての位置を自覚しながら、体験者との共同作業により沖縄戦の〈当事者性〉をいかに獲得していくことができるか」という非常に大切な指摘をされています。これは、ハンセン病体験の継承においても全く同じことが言えるのではと思っています。ただ、私の「協働」は屋嘉比さんのそれから少し踏み込んで、体験者との「共同作業」を通して、非体験者が何かをつくりだす、例えば被爆者の体験を繰り返し聞きながら絵を描く、コミュニケーションを通して何かをつくっていく作業がすごく大事だと思っています。

もちろん、体験者がゼロになったら当事者性の獲得は全く出来ないのかといったらそうではない。北条民雄の『命の初夜』を読んでハンセン病体験者の経験を知る、中沢啓の『はだしのゲン』から原爆を、昨日登壇された目取真俊さんの『水滴』や『風音』から沖縄戦を、石牟礼道子さんの『苦海浄土』から水俣病をといった具合にです。ただ、記録を残すことも含め体験者と向き合うことは、言語化されないもの—表情や息遣いなど—もたくさん含んでおり、直接対面関係的な中でつくっていく共同作業が非体験者への継承にとっても非常に重要なことだと思っています。

ところで、私が交流会館の学芸員に正式に就いたのは、二〇一五年五月でした。グランドオープンのたった二週間前です。入所者の方が厚生労働省と交渉し、闘ってようやく獲得してくれた枠でした。私はそれまで証言集編集やボランティアの形で愛楽園とつながってきていましたから、展示作業も当初から携わっていますが、ハンセン病資料館が各地に建設される中で、展示ができたあとに学芸員が配置される例は少なくありません。展示制作や記録などの体験者との共同作業に携わったことのない人が、どのように当事者性を獲得していくのか。その現状を踏まえて、伝える人をどう育てていくのかを考えていかなければならないのだと思います。

(2) 体験者ににじりよっていく

今ふりかえってみると、資料館をつくる前にこの二冊の本『沖縄県ハンセン病証言集　資料編』（二〇〇六年）、『同沖縄愛楽園編（証言集）』（二〇〇七年）を編さんしていたということが非常に大きなことだったと改めて思います。資料と証言のどちらか一方だけではなく、やはり両方をそろえて編さんしたことに意味があるのです。今日は体験の継承についてなので、証言集編さんのほうに話を絞りたいと思います。

熊本判決の翌年、二〇〇二年から沖縄愛楽園で聞き取り調査が開始されましたが、私はその一回目からボランティア調査員として参加してきました。最初は月に一回、調査員が愛楽園に集まって証言者のお宅に伺い、証言を聞いてきました。これが二年ほど続きましたが、月に一度のボランティア調査では本にまとめる作業までなかなかたどり着けないことから、愛楽園自治会が、私ともう一名（大城和也氏）を証言集編集事務局の専従として雇用してくれました。その後二名（宜寿次政江氏、吉川由紀）が増員されて四人で資料編と証言編の編集作業をしてきました。

私は、資料編の編集作業が中心になっていた時期も、一人だけ証言編担当ということで仕事をさせてもらっていましたが、その当時やっていた作業は、ボランティア調査員が聞き取った大量の録音テープの文字起こし、それと同時進行で守秘義務の順守を徹底した業者に録音テープの文字起こしを依頼し、その戻ってきた文字データをチェックしたりすることでした。一〇分の録音を文字化するのに、大抵一時間はかかるので大変な作業ですし、業者から上がってくる文字データは、ハンセン病特有のプロミンとかＤＤＳなどという専門用語が反訳されていないことが多くありましたので、テープを聞き直して訂正していきました。

そうして編集されていく本ですので、一冊六〇〇頁の証言集の周辺にはこれだけの文字起こしされたものがあります。今見ていただいているものも、全部ではありません。さらにその周辺にズームを広げると、調査員の方がいらっしゃいます。本をつくるということは、その成果の後ろにこれだけたくさんの人やものがあるということなのです。

例えばこれは吉田順子さんの証言ですが、私は日にちを変えて何度も何度も話を聞きに行っています。そして、語りを一言一句文字にしたら、その横に、何が語られたのかを箇条書きにしていく。後で見たときに分かりやすくする意味もありますし、二次調査をするとき、調査員に対してこの部分をもっと聞いてほしいなどと指示するためのメモでもありました。

こういう作業を一年以上やっていて、自分が聞き取りを担当した人以外の証言も相当聞かせてもらいました。当時の自分の精神状態を正確に思い出すことはできません。たくさんの辛い体験を毎日毎日聞いて記録する作業ですから。ですけど、そのことは今になって

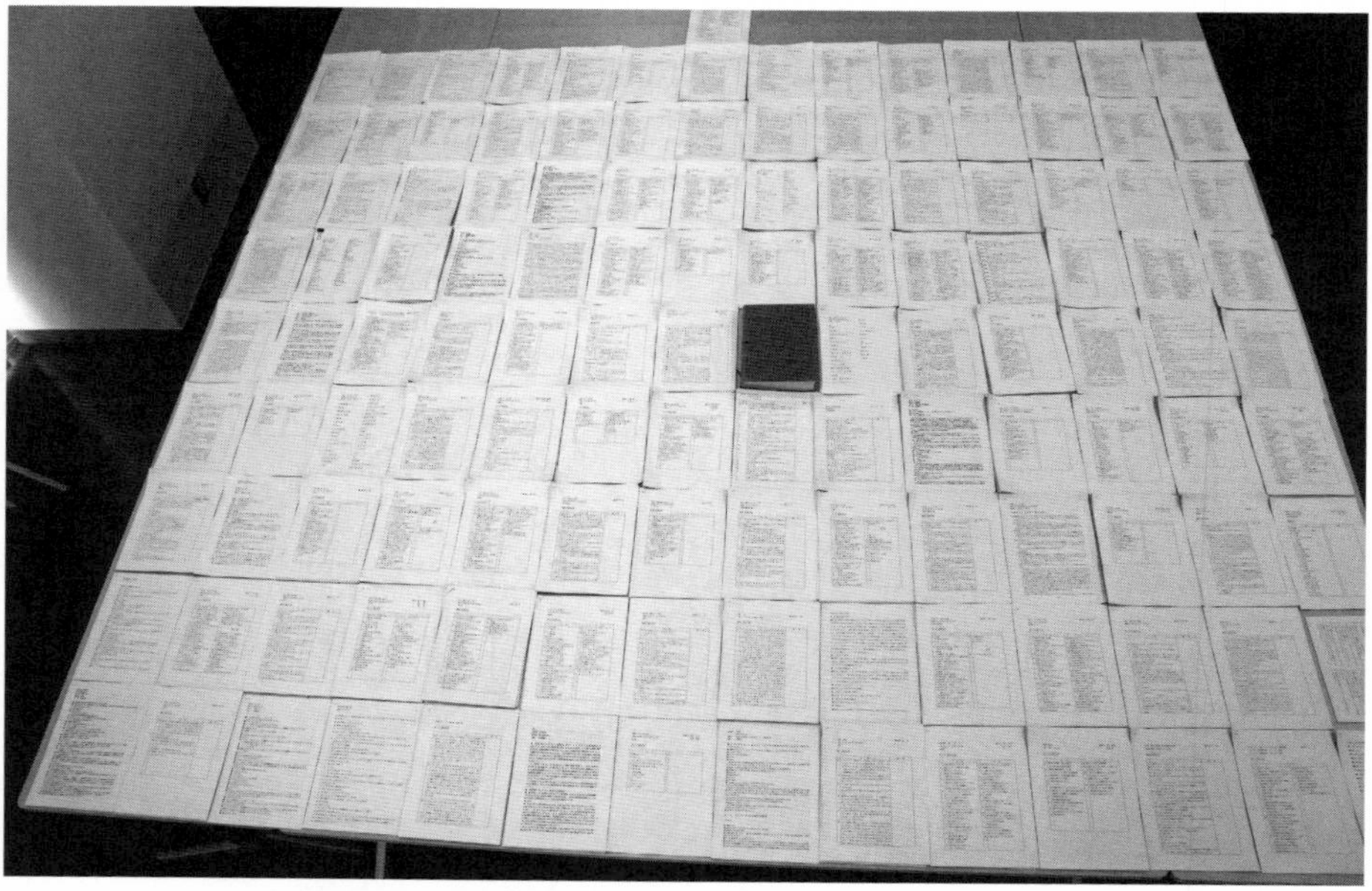

中央が『沖縄県ハンセン病証言集 沖縄愛楽園編』周辺が文字起こし原稿

みると、すごく大切な体験だったなあと思うわけです。

当時は毎月、ボランティア調査員と一緒に「聞き取り調査だより」を手作りし、全入所者に配布していました。二〇〇二年〜二〇〇五年頃というのは、まだ四〇〇人くらいの入所者がいたと思いますので毎月配るだけでも大変でしたが、この配布でお宅にお邪魔することが聞き取りのきっかけになることもありました。「暑いでしょう、お茶飲んでいきなさい」と言われてお部屋に入ったとき、突然に「聞き取り調査」が始まったりする。調査と日常の境界が非常にあいまいな中で過ごしていました。なので、日常的になるべく録音機を持っていて「ちょっと待って、録音させて」と言ってお願いできたときもありましたが、それがかなわないことも当然たくさんありました。愛楽園の入所者のお宅で一緒にお昼ご飯を食べたり、食べさせてもらったり(笑)、テレビを見ながら世間話をするのですが、そのときやはり話の端々にその人の体験に絡めたことがらが出てくるんです。断片的な物も多かったけれど、それがすごく大切なことだったなあと思います。

一方で、とても仲良くなり、たくさんの話を聞かせていただいた方が、実は堕胎の体験をされていたということを、ご本人の語りではなく、後で収集した資料の中から知るという場面にも遭遇します。仲良くなっても越えられない一線、その人の中でやっぱり線引きがあって、このことは話さない・話せないことがやっぱりあったことに気付かされる。

今回、市民学会関連の地元紙の連載の中に、南洋の孤島で遺棄された方の記事がありました。私は証言集を作っていた頃から、別の方に彼がそういう体験を持っているということを聞いていました。実際ご本人から、南洋移民に行って戦後引き揚げてからも多磨全生園で苦労したとかいう話は聞いていましたが、彼が南洋で病気を発症して隔離された体験というのは絶対に語ってくれなかった。私はそれを何度か彼にもしたけれど、その部分については「話さない」と。今回、資料館の展示の一環で証言ビデオを作成しようとしていました。何となく彼が話してくれそうな雰囲気があって、映像記録に残せそうな気がしてはいたのですが、この資料館は専従の作業員がいない中で展示制作を行ってきましたので、証言ビデオ作成に専念できる人がいなかったことから声をかけきれず、結果、今回の新聞報道を通じて最初に世に出る形となったわけです。語らない・語れない体験があることを知りながら、その人と長く向き合っていく、そういうことも、重要な経験だと思っています。

体験者が自身の体験を語るとき、基本的には一人称で「私は／私が○○しました」と語られますが、非体験者は「彼ら／彼女らは○○」しましたと第三者的にどうしてもなる場面がある。体験者の一人称の語りには価値があり、非体験者の語りには価値がないという単純なことではありませんが、私は出来るだけ、展示の写真などを指差しながら「このおばあちゃんが、○○な体験をしました」「この場所で○○という出来事がありました」と個別の具体的な話をしていくことを心がけています。

一方で、明らかにこちらの言葉が見学者に届いていないなと感じる瞬間もあります。今、年間に六〇〇〇人くらいの人が園に来て学習されていきますが、聞いてくれない状態が何度も続くととてもしんどいです、正直へこみます。そんなとき、屋嘉比さんの言葉を思い出します。非体験者が話をするということは、非体験者が体験者に絶対同一になれないと思いながら、そこにどう、にじり寄っていくかという作業だというのです。ですから常に私たちは課題を抱えていることが常態であらねばならないのだと思います。何の課題も無くなったときは逆に危険なことなのでしょう。

最近私は、また違った形で伝えることができるのではないか、と考え始めています。それは、非体験者の私はたくさんの体験者と出会って話を聞いてきましたが、言い換えるなら体験者から〝託されてきたもの〟があるのではないか。その「私」が「あなた」に話す、というやり方。どこまでできるのかわかりませんが、回復者に出会った私、回復者から伝えられた私が、そのことをさらにあなたに伝えていく、という姿勢に私たちはもっとシフトしていかないといけないのかなと思い始めています。

(3) 収れんしきれない体験への視線

歴史研究や歴史認識は、新たな事実がみつかったり国との関係の中で揺らいでいくもので、これは必ず起こることです。だからこそ歴史研究を積み重ねていく重要性があります。一方で、大きな物語や歴史認識に視線が行ってしまいがちですが、そうではない、そこに収れんしきれない個や多様性にも目を向ける、そこへの視線を常に意識することがとても大切なのではないかなと思っています。沖縄戦研究においても、愛楽園交流会館の取り組みにおいても、そこは共通していることだと感じています。

6 会場からの質問に答える

(1)「学校現場に求めるものは何ですか」

当日は事前に質問記入用紙を配布し休憩時間に集約したが、最も多かったのが教員からの「平和教育・人権教育において、学校現場で教員ができることは何でしょうか。あるいは教員に求めることはありますか」といったものだった。以下、回答の要旨をまとめておく。

①**川満**…平和学習担当に充てられた先生は必死です。でも「語り部」はもうあまりいません。名護小学校の先生には、「あなたが子どもたちの目の前で、体験者から聞き取りをしてみたら」と言いました。名護市史で聞き取りをした方の中から、この方ならまだ記憶もはっきりしておられて大丈夫という方を探して、先生に紹介します。証言の大切な部分をポイントとして抜き出して先生と共有し、先生と証言者が事前に打ち合わせを重ねる。そうして、子どもたちの前で本番です。先生は四五分という長さが体に染み込んでいますので、十分やり遂げられるでしょう。こんな風に、広がりをつくっていくことが、私の役目だと思っています。

②**平良**…病院壕の見学に来た子どもたちの中で、ときどき、「壕の中に何かがいそうだ。何か出てくるかもしれない、怖い」と言って入りたがらない子がいます。生理的にだめな場合はもちろん無理に入れたりはしません。でも、そうでないと思うときには「いや、出てくると思うよ」と言いました。「この壕

の中では、死にたくないけど命を落とした人たちがいた場所なので、ここはいろんな人の思いが詰まっている場所。もしかしたら、ここの人たちはあなたたちに、とっても伝えたいことがあると思わない？」という話をしたら、その子が急に、「そうだね、かわいそうだね。怖くない」と言って入っていったんです。最近は、怖いという感情だけでもう戦争の話を聞かない、ということがありがちなので、何のために入るかを、もっと子どもに自覚させてほしい、もっと真剣に向き合っていかなければと、自戒を込めて思います。

戦争体験を聞くのも「じいちゃん、ばあちゃんが思い出したくないっていうから聞けない」と言うんですね。でも「あなたは本当に真剣に聞こうとした？」と言います。ずっと話さなかったご老人が文化センターに来て「聞いてほしい」と語り出す場面に遭遇したこともあります。だから子どもたちにも『知りたいからお願いだから話してほしい』と言ったら話してくれるかもしれない。真剣に受け止めてくれるか、人を選んでいるんじゃないかなって気がするよ」と言ったりします。先生方にも子どもの自覚を促すように頑張ってほしいなと感じています。

③**古賀**…毎年八月に教員向けの講習会を行っています。先生方は、平和学習担当ということもありますが、それだけじゃなく、沖縄戦のことを伝えることは大切だと思っているけど悩んだり困ったりしている、そんな方たちがこの講習会に来て、他の学校の先生と話ができて、みなさん仲間を見つけたような晴れ晴れとした表情で帰られたりする。とても大切な場だと思っています。

講習会ではなるべくワークショップを行うようにしています。中でも、沖縄戦の写真を見て観察しながらタイトルをつけてみる、というように、沖縄戦の知識が豊富でなくても子どもたちの関心を引き寄せることができる方法を提案したいと思っています。

④**辻**…ハンセン病問題は見えません。沖縄戦は、六月というと平和学習が行われますし、今現実にある基地問題など目に見える形で認識ができる。ハンセン病問題は、確実にあるのに見えにくい。なので、まずは先生方にこの問題の存在を知ってもらうところからというのが現状で、かつ、ハンセン病問題を授業で扱いたいと思ってくれる先生を一人でも多くつくっていくことが課題です。昨年から教員向け講座を開催していて、今年もやります。ぜひ参加いただきたいと思います。

(2)　当日は時間が足りず答えきれなかった質問について、後日、発言者に回答をお願いした。以下、抜粋して紹介する。

①　体験者が歳をとり、繰り返しが増えたり認知症の症状が出てきたりしたとき、どう対応していますか。

川満…体験者に何を求めるのかによります。体験者の記憶を、なるべく正確な記録にまとめることなのか、それとも「体験者の記憶を残す」に止めるのか。証言の活用方法によって異なりますが、記録にする際にあらかじめ「記憶があいまいである」旨のことを記して、残すことも一つの工夫です。

②　当事者から見たら「よそもの」の場合、お話しするのも辛いと言っていることを聞き出すのには、さらに困難な壁があると思うのですが、心がけるべきこと等あればご教示ください。

平良…過剰によそ者、と思わないほうがいいと思います。家族にさえ心を閉ざしている人もいますから、当事者以外はみんなよそ者なのかもしれません。そこから、自分がどのくらい当事者に近づけるか、ぜひ教えていただきたい、と誠心誠意伝えるほかないのではないでしょうか？その人の体験談が、どれだけの人に伝わり活かされる証言なのかをちゃんと伝えることだと思います。

辻……どのような体験であっても、体験者に話させることは誰にもできないのだと思います。それが、つらい体験であればなおさらですが、体験者に話を聞くこと／聞けることは非体験者が継承するという意味でも、歴史を残すという意味でも、とても大切なことです。話してほしいと祈るようにお願いをしたり、話してもいい相手なのだと、その人たちに認めてもらえるように様々な機会を通して、行動していくしかないのではないかと思います。

③　個人や任意団体で、沖縄戦体験者をさがすのはなぜ困難なのか。

川満…まず各市町村が発刊している『証言集』を確認してみましょう。その中には話者の字単位まで載っている場合がありますので、公民館を訪ねます。沖縄では公民館は地域に根付いた集会場ですので、そこで戦争体験者を紹介してもらったり区長・書記さんから「何曜日の集会に来たら？たくさん集まっているよ」と情報がもらえたりします。あるいはデイケア及び老人介護施設を訪ねて誠実に説明すれば、窓口を通して紹介してもらえると思います。施設などでは話したがっている方々が多いです。

④　ハンセン病問題においては、体験者→非体験者への継承という視点だけではなく、マイノリティもしくは被害→マジョリティもしくは加害という視点を入れる必要性があるのではないかと思うのですが、どのように考えられますか？

辻……マジョリティ／マイノリティといった関係性はもちろん大事なことだと考えますが、加害／被害といった責任、あるいはその背後に存在する罪の意識に訴えるだけでは難しい問題も存在しているように感じます。例えば、今交流会館を訪れる子どもたちは、ハンセン病自体身近な病気ではなく、らい予防法があった時代に生きていない子もたくさん来館しており、その意味で「責任」ではなく、「連累」（テッサ・モーリス・スズキ）という概念につながると思います。

⑤　南風原町子ども平和学習交流事業で愛楽園宿泊学習をした際、参加者はスムーズに集まりましたか。

平良…一度、祖母に「あんなところへ行ってはいけないよ」というようなことを言われながら参加した女の子がいましたが、宿泊学習を終えて帰るときに「ハンセン病にかかった人たちの苦労とか、うつる病気でもないことをおばあさんに教えなければならない」と話していました。

⑥　テレビで、「この国の平和が保たれているのは安保と自衛隊」と発言している人がいました。風化しています。今の若者の状態をどうみておられますか。

古賀…ひめゆり平和祈念資料館では、寄せられる中学生の感想文に「戦争時代」という言葉を見つけるようになりました。戦争を、遠いできごとのように感じる若者が増えていることは確かです。元ひめゆり学徒は、体験者であっても、戦争体験を非体験者に伝えるのは容易なことではありませんでした。どうしたらもっと戦争のおそろしさを知ってもらえるだろうかと悩み、伝え方や展示の工夫を重ねてきました。私たち職員は戦争体験者ではありませんが、元ひめゆり学徒の戦争体験と伝える活動を引き継ぎ、これからも資料館が戦争を知り、平和や命の大切さをみんなで考える場であり続けるよう活動していきたいと思います。

7　おわりに

今年、ハンセン病市民学会が全国の療養所に行ったアンケートによると、「講話形式でご自身の体験を語れる方」は三九人、「園内案内ができる方」は一六人に止まった。しかし「居室訪問を受け容れて下さる入所者」は五三人いるとあった。実際はもっと多いだろうことを、私たちは感覚的に知っている。沖縄戦体験者同様、「語り部活動」ができる方は減少しつつあっても、ご自身の体験を非体験者に語って下さる方はまだいらっしゃる。それゆえ本分科会の議論も「体験者との協働に残された時間には限りがあり、だから今が大切である」ことの確認に、多くの時間を割いた形となった。

しかしいつか体験者が一人もいなくなることは必定であり、その時代を現実味をもって検討しなければならない時期に来ていることは間違いない。非体験者が、体験者の何を、誰に、どれほど伝えられるだろう。体験者ですら体験していない死者たちの思いは、伝えきれるだろうか。そんなことを思っている。ただこのような検討を真摯に継続的に重ねていくことはきっと、継承の様々な可能性を見出すきっかけになるだろう。これまで語れずにいた体験者の心をも動かす、小さな希望を秘めているかもしれない。その瞬間瞬間に立ち会えることを願い、これからも活動していきたい。

最後に、パネリスト及び当日ご来場くださった方々には、時間配分の不備などから大変ご迷惑をおかけしてしまいました。さまざまなご要望やご意見にお応えできなかったことをお詫びし、また、拙い進行に多くの皆さまがご協力くださってどうにか時間内に収めることができましたことを、心から感謝いたします。

趣旨と議論について

内田博文

●台湾からの報告・各分科会の報告・ハンセン病問題の現状と課題

コーディネーター　内田博文（大学教員）

一　まとめの全体会の趣旨

本全体会の開催に当たって、まずはじめに、コーディネーターから次のような趣旨説明の発言があった。

交流集会の意義は、「ハンセン病問題の現状と課題」について、開催地における状況を詳しく学ぶとともに、全国的な状況の正確な理解を通じて、会員一人ひとりがハンセン病問題の解決に向けてどのように関わっていくのかを考える機会を提供することにある。

二〇〇一年五月一一日の画期的な熊本地裁判決から一七年が経った。当事者をはじめとする多くの方々のお力、ご尽力で、問題の改善が大きく図られた点が数多く見られる。「ハンセン病問題をめぐる国際連携」の進展もその一つといえる。本まとめの全体会では、「全国的な状況の正確な理解」という趣旨から、先ず初めに、台湾の方々からの連帯のご挨拶、ご報告をいただきたい。

次いで、各分科会から、どのような議論がなされたのか等について、各ご報告を受けたい。A分科会「家

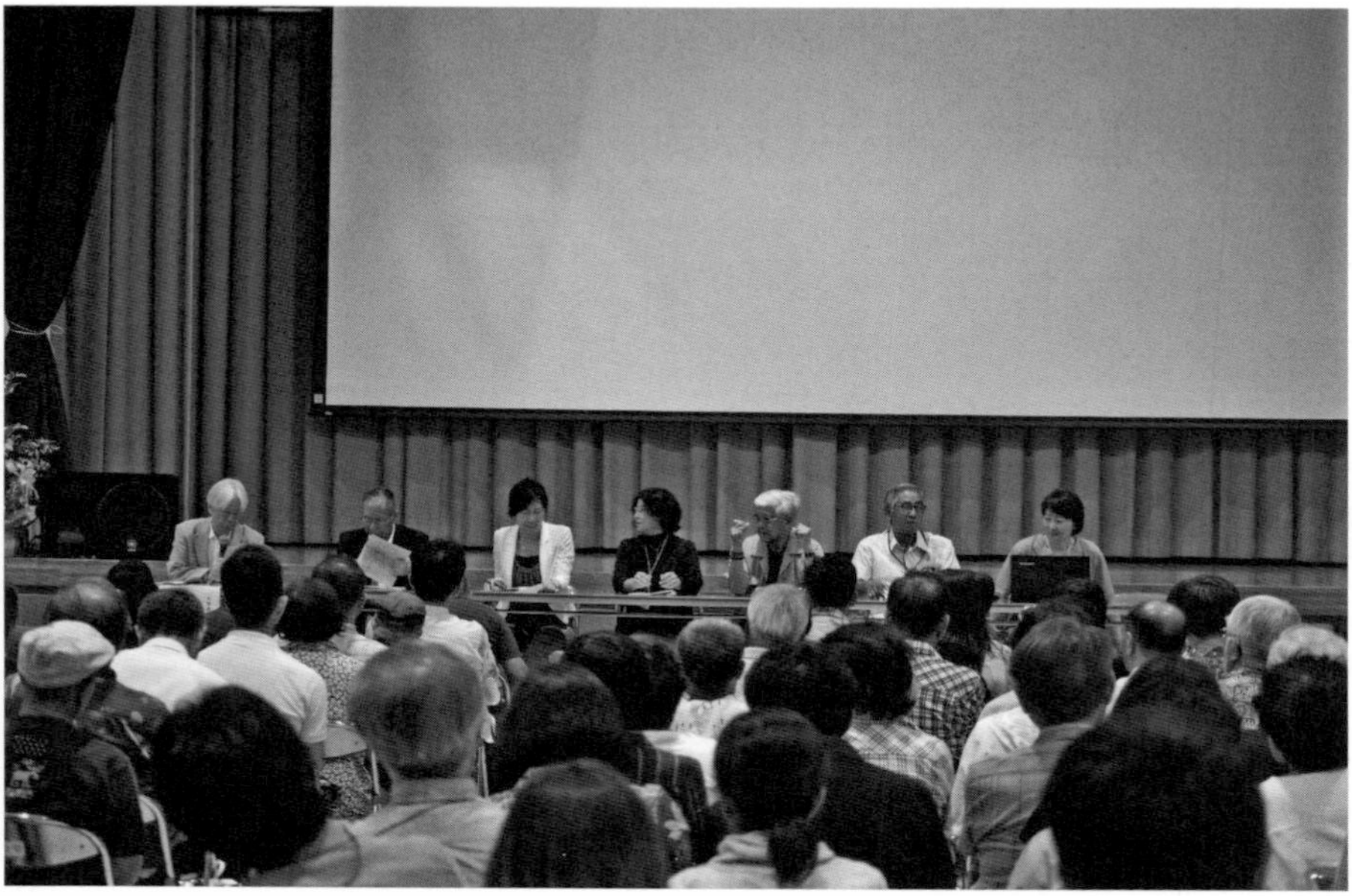

族訴訟が問う、国の加害責任とは？」、B分科会「退所者のからだ・こころ・くらしを支援する仕組み作り」、C分科会「円卓ゆんたく会議『どうする自治会』～私たち抜きに私たちのことを決めないで～」からは、「ハンセン病問題の現状と課題」から見て「喫緊の問題」ともいうべき、①家族被害の実態・本質と人間回復の権利など、②退所者の権利擁護の現状と課題、③自治会運動の意義と支援方法、といった視点からご報告いただけるのではないかと思われる。

家族訴訟については、A分科会からのご報告を踏まえて、家族被害の実態と本質、国などの加害責任などについて、フロアー全体で改めて再確認させていただければと思う。

ハンセン病問題検証会議の提言に基づく再発防止検討会が二〇一五年一二月から二〇一六年一一月にかけて実施した聞き取りにおいて、東京での聞き取りにご協力いただいた全国退所者連絡会事務局長（当時）の宮良正吉氏は、ハンセン病差別・偏見の現状について、概要、「各都道府県に一人以上のハンセン病回復者がおります。平均年齢は七四・九歳の高齢で、医療や高齢者福祉サービスにかかる人がふえています。しかし、現実には既往歴を語って医療や福祉サービスを受ける退所者は少ないと思われます。誤った強制隔離政策である『らい予防法』と『無らい県運動』によってつくり助長されてきた差別、偏見、いまだに解消されていません」と語っておられる。

大阪での聞き取りに協力いただいた全国退所者連絡会副会長も、老後のことについて、概要、「全国には一二六七名も退所者がいます。そのうち半分は沖縄県内に住んでいます。この沖縄の退所者のうち、七割の方々は、療養所に戻ることを将来の老後の選択肢の一つとして考えています」と語っておられる。

このような退所者の方々の訴えに市民学会としてどのように向き合うのか。全体会では、分科会Bからのご報告などを踏まえて、フロアー全員で問題を共有し、会員一人ひとり、何ができるのかを改めて考える機会を持つことができればと思う。

自治会活動を支援するために各療養所では人権擁護委員会の設置が進められている。C分科会からのご報告では、人権擁護委員会の現状と課題などにも触れていただけるのではないかと思われる。

D分科会「体験者から非体験者への継承を考える―沖縄戦継承の現場から」からのご報告も、「私たちはハンセン病問題をどのようにして次世代に継承していくのか」という問題と重ね合わせながら、「戦争とハンセン病強制隔離政策の関係」等の観点から、ご報告を拝聴できるのではないかと思われる。

これらのご報告の後、限られた時間であるが、是非、ご報告、お話を受けたまわりたいと思うのは、療養所の「将来構想」と「永続化」の問題である。全療協に設置された有識者会議では、最重要の喫緊の課題ということで、急ピッチで検討がなされている。

全療協有識者会議を設立する第一回目の会議は、二〇一八年二月九日（金）の午後一時から、東京都内で開催された。全療協の森和男会長からのご挨拶、有識者会議委員（大竹章・全療協本部元嘱託、志村康・菊池恵楓園入所者自治会長、赤沼康弘・東日本ハンセン病訴訟弁護団、遠藤隆久・熊本学園大学教授、佐藤晃一・全日本医療労働組合委員長、徳田靖之・西日本ハンセン病訴訟弁護団代表、内田博文）の紹介、全療協の藤崎陸安事務局長からの有識者会議設置についての趣旨説明の後、森会長から有識者会議への諮問事項のご説明に加えて、大竹委員及び志村委員から諮問事項についての補足説明があり、会議に陪席いただいた全療協各支部長からも各支部が当面する問題についての説明がなされた。その後、有識者会議の検討事項について、森会長、藤崎事務局長らも含めて、意見交換が行われ、「将来構想」問題と「永続化」問題を次回の検討事項とすることが決まった。「将来構想」問題も「永続化」問題もいずれも多くの検討すべき論点を有している。「将来構想」問題と「永続化」問題の関係如何についても整理が必要となる。入所者の方々の不安、ご疑問に丹念にご説明していく必要があるが、残された時間は限られており、時間との勝負でもある。問題の解決には、ハンセン病市民学会をはじめ多くの関係者の方々のご理解とご協力は欠かせない。

そこで、本全体会では、全療協の森会長から有識者会議を設置した事情をご紹介いただいたうえで、有識者会議のメンバーの方から、「将来構想」問題及び「永続化」問題に関する検討の状況と今後の方向などについて、ご報告をいただきたくことにしたい。これにより、市民学会にご参加いただいた方々に両問題を正しくご理解、共有していただき、それぞれの置かれたお立場で、どのような協力、尽力ができるのかを考えていただく機会をご提供できればと思う。

本全体会が、参加者のご協力により、ハンセン病問題の解決の一助になることができればと願っている。時間が許せば、フロアからもご意見をいただきたい。

二 まとめの全体会での報告者（発言者）と発言内容

この趣旨説明を受けて、まとめの全体会では、各分科会の方から、次のような報告の発言がなされた。

【分科会A】 林千賀子さん（家族訴訟弁護団）

ハンセン病家族訴訟とは、次の二つの訴訟のことをいう。一つは、現在広島高裁松江支部で行われているいわゆる「鳥取訴訟」であり、もう一つは、熊本地裁で行われている「熊本訴訟」である。いずれも、父や母あるいは兄弟姉妹がハンセン病であったことから、苦難の人生を歩むことを強いられた人たちが国を相手に提起した訴訟である。「鳥取訴訟」については、去る四月二四日に控訴審が結審しており、近く判決がなされることになっている。分科会では、主として熊本訴訟について、家族訴訟の現状と意義について、報告された。

現状についての詳細は分科会の報告に譲るが、「家族訴訟」の意義は、①国のハンセン病隔離政策が、当初から家族を標的にしていたことを明らかにするとともに、「無らい県運動」を推進した国の責任を暴き出すということ、②「家族」を直接に排除し、差別した社会の側の責任を明らかにすること、加害集団化した地域住民の責任に迫りたいということ、③これまで誰にも打ち明けたことのない苦難の日々を語り尽くすことを通じての被害からの解放を目指したいということ、④元「患者」と家族との絆の回復を図るということ、の四点にある。です。

分科会では、次に、ハンセン病差別の深刻さとその現在性について報告があった。何故原告たちは、匿名であることを強いられるのか。五六八名の原告の内、実名を名乗っている人は、一桁にすぎない。その他の原告は、皆原告番号で特定される匿名裁判である。原告の内、多くの人たちは、家族に裁判への参加すら打ち明けていない。どうしてこんなことが起きるのか。何故、母親がハンセン病であったことが、今なお離婚理由になるのか。一昨年、三〇代の沖縄の原告が、母のハンセン病歴を理由に離婚となった。いまだに、このようなことが生じているという現実を私たちはどのように考えたらいいのか。沖縄におけるハンセン病差別の現状は何を物語るのかについても、詳しくお話させていただいた。

分科会では、最後に、「家族訴訟」への逆風とどうたたかうのかについて報告があった。最近、高山文彦氏が、その著書『宿命の戦記』(小学館・二〇一七年)の補遺において、「これは原告のためを思っての訴訟ではない。弁護団の政治的野心を満足させるための運動なのだ。原告団は彼らにとって都合のいいコマにすぎない。原告団はよく考えて身を引いてほしい」等と「家族訴訟」を批判しました。家族も加害者であったとする同氏の見解は、「家族原告」に対する侮辱であり、決して許されるものではない。市民学会に集う私たちは、こうした逆風に一人ひとりとしてどう立ち向かうのかが問われている。

【分科会B】亀濱玲子さん(ハンセン病と人権市民ネットワーク宮古共同代表)、平良仁雄さん(沖縄愛楽園退所者)

全国のハンセン病療養所からの退所者数は、現在およそ一二〇〇人である。入所歴のない方々を含めて、多くのハンセン病回復者が、地域での生きづらさを抱えながら生活している。自らの病歴を隠し続け、回復者であることを知られることを怖れ、必要な医療を受けることを躊躇する現状がある。回復者の高齢化に伴い、ますます深刻になる医療・介護・福祉の課題、縛られ続ける心の問題を共有したい。

二〇一一年、沖縄で開催された市民学会は、「いま、ぬけだそう！ 手をつなぎ共に生きる社会へ」をテーマに、療養所退所者をめぐる問題にも焦点をあてた。あれから七年が経った今、全国の半数近くを占める沖縄の退所者、回復者を取り巻く状況はどうか。二〇〇九年の「ハンセン病問題に関する検証会議の提言に基づく再発防止検討会」の報告書は、各自治体において、当事者支援に生かされているか。

らい予防法廃止から二〇年の節目に実施された入所

者・退所者調査結果（毎日新聞社アンケート調査）では、約七七％の方が、「病気への差別はいまだにある」と答えている。

分科会では、全国退所者生活実態調査報告、沖縄県における退所者からの訴えを軸に、ハンセン病回復者支援に取り組む現場からの発言、さらに参加者の声を交えながら、地域で暮らしつづけるために求められる支援のあり方を検討した。すなわち、「回復者の医療的な課題、取り組みの現状」については、①平良仁雄さん（沖縄ハンセン病回復者の会　共同代表）から沖縄の回復者の抱える課題が、②宮古退所者の会の知念正勝さんの手紙から離島の患者支援からみえた課題が、③青木美憲さん（邑久光明園園長）からハンセン病回復者が必要な医療を地域で受けられるために何が必要かが、④樋口美智子さん（ハート相談センター）から沖縄における回復者支援の現場の状況が、⑤糸数公さん（沖縄県保健医療部保健衛生統括監）から行政の取り組みと課題が、⑥加藤めぐみさん（大阪府済生会ハンセン病回復者支援センター）から大阪における退所者支援の現状と課題が、各報告され、フロアとの間で質疑、意見交換がなされた。

また、「ハンセン病差別の実態、回復者の生きづらさ」については、①平良仁雄さんから退所者が隠れて生き続ける現状が、②樋口美智子さんから回復者の想いを聴き寄り添う支援のあり方が、③加藤めぐみさんから大阪の取り組みの事例が、④青木美憲さんからハンセン病医療の立場から考える実態、生きづらさが、⑤糸数公さんから沖縄の行政の立場からみた実態、生きづらさが、各報告され、フロアとの間で質疑、意見交換がなされた。

さらに、「回復者のからだ・こころ・くらしを支援するしくみづくり」については、パネリストそれぞれの立場から、支援の新たなしくみづくりについて各報告がなされ、この点についてもフロアとの間で意見交換がなされた。

【分科会C】金城雅春さん（沖縄愛楽園自治会長）、宜寿次政江さん（NPO法人HIV人権ネットワーク沖縄）

分科会のプログラムは次のようなものであった。

①分科会の趣旨説明
②各分野からの報告（前半）
・金城雅春
「ハンセン病と隔離、優生手術、国賠訴訟の経験、自治会について」
・利光惠子
「障害者への優生手術の実態。訴訟までの道のり。

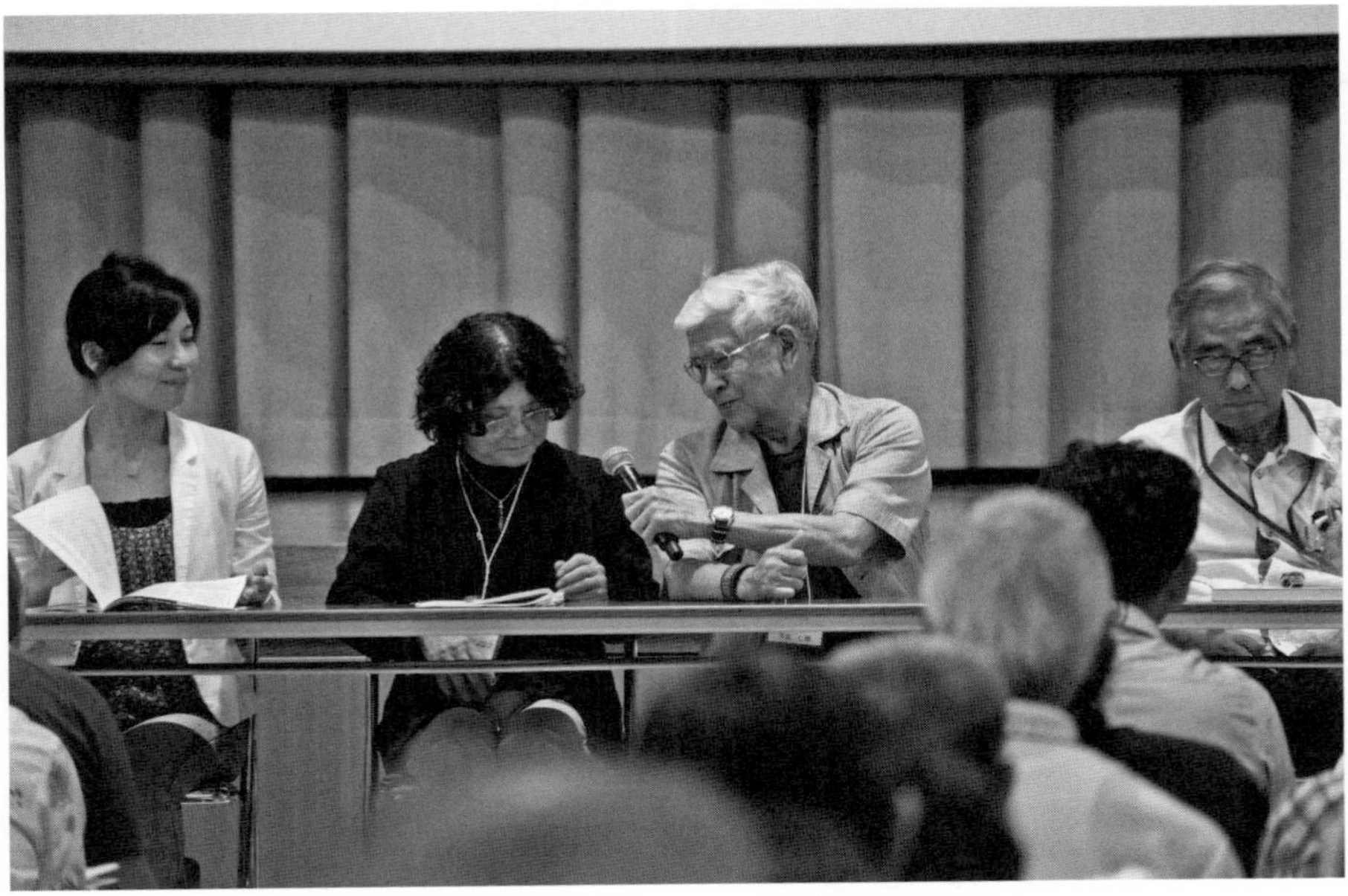

優生思想について」
③各分野からの報告（後半）
・新垣正樹
「障害者運動の経験、地域社会との連帯について」
・岩田直子
「コミュニティと人権について」
④円卓ゆんたく会議
進行：宜寿次、早坂
コメンテーター：金城、利光、新垣、岩田
※会場もいれて意見交換
「優生思想にあらがい続け、自己決定権を叫ぶ全ての人たちの拠り所としてこれからも全国の『自治会』があり続けるために、どうしたらいいのか？」
※グラフィックファシリテーションでまとめる

⑤グラフィックの発表・まとめ
一昨年に神奈川県相模原市で起きた知的障害者殺傷事件で、社会の根っこにある優生思想が表層化した。ハンセン病患者や障害者は旧優生保護法の下で不妊手術と人工妊娠中絶の対象にされ、現在も出生前診断を用いて障害を理由にする人工妊娠中絶が行われる。当事者団体がこれらに異を唱え続けてきたのは、優生思

想とこれに基づく法律やその運用が、当事者らの生きる価値、存在そのものを否定しようとするからである。

一方、二〇一四年、日本は障害者権利条約を批准し、二〇一六年に障害者差別解消法を施行した。これらを後押ししてきた障害当事者による「私たちぬきに私たちのことを決めないで」という「自己決定権」の思想は、現在も障害者差別に立ち向かっている当事者のスローガンとなっている。

ハンセン病療養所では、二〇〇九年施行のハンセン病問題基本法で「入所者の意見」に基づく地域との共生政策が打ち出されたが、自治会員の高齢化が進み、「自治」機能が低下している。これからの自治会で「私たちの自己決定権」をどのように行使し、施設の壁を取り払い、「自治」を貫き、生きる価値、存在そのものを守り抜くかは重要な課題である。

多くの者がそれぞれの理由から生きる価値、存在そのものを肯定できる差別なき社会を求めている。それはいわれなく権利を奪われる者、その一人ひとりが仲間を得て力づけられ、共生する社会（インクルーシブ社会）ではないか。

そこで本分科会では、分野横断的な差別の根底にある問題を意識する者らが、縦割りの当事者性と市民の枠を超えて集合する機会とし、「私たち」の権利の問題でもあるという観点から、これからの自治会の権利擁護の方法を考え、模索した。

【分科会D】吉川由紀さん（沖縄愛楽園交流会館企画運営委員）

ハンセン病回復者の高齢化や減少によって、体験者が直接体験を語り継ぐことは次第に難しくなっている。全国の療養所ではハンセン病に関する展示施設の開設が相次いでいる。国立十三園等で十四施設開館、三施設が準備中）が、誰に、何を、どのように継承するかという検討は喫緊の課題であると言える。沖縄戦体験の継承も同じような状況にあるが、沖縄には多様な取り組みの蓄積がある。そこで、歴史や体験を語り継ぐ現場に立つ非体験者からその様子をお話しいただき、ハンセン病問題の継承にヒントを見出したいと思う。体験を持たない者に何ができるのか、現在の到達点と課題を整理しながら、日々感じている悩みや葛藤も来場者の皆さんと共有できればというのが本分科会の趣旨であった。

この趣旨に基づいて、次のようなタイムスケジュールで、意見交換がなされた。

10：00～10：07　趣旨説明

10：07～10：35　パネリスト発言①「自己紹介、活動概要」

10：35～11：35　パネリスト発言②「取り組みの現場と葛藤」

11：35～11：45　休憩（進行具合によっては休憩なしの場合もあり）

11：45～12：10　質疑応答

12：10～12：30　パネリスト発言③「ハンセン病問題と沖縄戦の継承に共通する意義」

意見交換の詳しい内容については、分科会報告を参照されたい。

三　全療協有識者会議の設置等

以上のような各分科会からの報告を受けた後、森和男さん（全国ハンセン病療養所入所者協議会会長）から、全療協の抱えている喫緊の問題について、報告と支援要請があった。ただし、残された時間がほとんどなかったこともあって、報告と支援要請は簡単なものにとどまった。内容は、概略、次のようなものであった。

全国十三支部の中で奄美和光園、宮古南静園は既に休会状態。一番長く続くであろう沖縄愛楽園で今年の市民学会は開催されたが、全療協全体としては、あと何年もつか厳しい状態。

そうした中で、現在、将来構想の問題と療養所の永続化の問題が課題となっている。

将来構想の問題については、基本法制定後、各自治会でも様々に取り組まれ、成果も生まれつつある。

国としても、最後の一人まで責任を持つということであり、どう責任を持つのかということに注目しながら今後も取り組みを続けていきたい。

永続化の問題については、内部議論だけではなかなか進展しないところから、外部有識者八人の協力をいただき、有識者会議を立ちあげ、既に三回開催している。今後、会議の議論を全療協の活動にどう活かしていくか議論しながら取り組みを進めていく。

市民学会からも様々にご提言を頂きたく、よろしくお願いしたい。

ハンセン病市民学会声明・決議

広島高裁松江支部判決平成三〇年七月二四日は絶対に認められない

二〇一八年一〇月二〇日

ハンセン病患者で療養所に入らず亡くなった「非入所者」女性の息子（鳥取県在住、七二歳）が、国の強制隔離政策などで、母親と同様に、家族も偏見や差別の被害を受けたとして、国と県に計一九二五万円の損害賠償を求めた訴訟の控訴審で、広島高裁松江支部（栂村明剛裁判長）は、二〇一八年七月二四日、一審に続き、請求を退ける判決を言い渡した。同判決は、一審では認められた患者家族への国の賠償責任については判断を回避し、男性個人の差別被害も「具体的に認められない」と退けた。

本支部判決には重大な多くの過ちがある。なかでも大きいのは、国が控訴を断念し、二〇〇一年五月一一日の熊本地裁判決が確定したことにより、その後のハンセン病問題についての立法及び行政、さらには自治体などがそれを前提に展開してきた「共通の土俵」を踏み外しているという点である。

たとえば、支部判決では、「ハンセン病患者を感染源とし昭和三五年以降においても、全ての患者がハンセン病の感染源と全くなり得ないとまでいうことはできない」（二一頁）などと判示されている。これでは、患者を感染源と捉えて強制隔離の対象とした「らい予防法」も合憲だということになりかねない。現に、「らい予防法」の違憲性について、支部判決は次のように判示している。

「新法の規定が憲法上保障され又は保護されている非入所者の権利利益を合理的な理由なく制約するものとして憲法の規定に違反することが明白であるとはいえない」（九二頁）、「新法の文言上、患者が一律に隔離等の処分の対象とはされておらず、非入所者の権利利益が新法の規定そのものにより当然に制約されるわけではない。新法自身が、行政機関に対し、隔離の必要性の判断権を付与していたのであり、…行政機関がこの判断の局面において憲法に適合するように職権を行使することによって新法が合憲的に解釈運用される余地があったといえる」（九三頁―九四頁）、「新法自体には、入所者の退所に関する明文の規定はないものの、新法一三条が『国は、必要があると認めるときは、入所患者に対して、その社会的更生に資するために必要な知識及び技能を与えるための措置を講ずることができる。』と定め、この規定は入所者が退所できることを当然の前提とするものであると解され、…新法が入所者の退所を認めない建前をとっていないことは明らかである」（九四頁）。

これでは、熊本地裁判決の確定を受けて、行政府も国会も「らい予防法」の違憲を認めたことと反する。特別法廷に関する一昨年の最高裁事務総局の報告書の報告結果にも矛盾している。同報告書は患者を感染源だとして行った「特別法廷」の指定を差別的な取り扱いだと批判しているからである。

「らい予防法」とハンセン病偏見・差別の創出の関係についても、支部判決は、「患者に対する偏見・差別は古くから極めて深刻だったのであり、被控訴人国が隔離政策の実施によりハンセン病に対する差別・偏見を創出したとはいえない。」（九二頁）などと判示している。これでは、現在にまで続くハンセン病差別・偏見の作出・助長において「無らい県運動」が果たした役割を説明できない。「らい予防法」違憲判決が確定したことを受けて、国は「ハンセン病問題に関する検証会議」を設置した。同会議は最終報告書を二〇〇五年三月に厚生労働大臣に提出した。報告書では、「無らい県」運動についても詳しい検証結果が報告されている。松江支部判決はこの報告を無視している。

ハンセン病強制隔離政策を下支えする上で果たした司法の加害責任について理解が乏しいというのも、支部判決の重大な誤りである。そのために、この強制隔離政策で甚大な「人生被害」を被った患者・家族らの名誉回復及び被害救済について、法曹が加害責任に基づいて果たすべき義務が棚上げにされている。

たとえば、支部判決は、控訴人の個人的な「特性」を表に出して控訴人の家族被害を否定するにとどまらず、家族独自の被害一般についても、次のように判示している。

「患者の子が『未感染児童』と呼ばれていた時期があり、療養所内又はその近接地に設置された保育所に入所させられたことがあったとしても、患者の子が患者予備軍として位置づけられるなどして隔離政策の対象になっていたとは認められない。」（一一五頁）。

「隔離政策自身は患者を対象とするものである。また、患者の家族といっても患者との親疎・日常の接触もさまざまであり、患者自身に対する偏見・差別と比較すると、患者の家族に対する偏見・差別の内容・程度もさまざまである。Bがハンセン病に罹患し、そのうわさが立った地域において控訴人が偏見・差別の目でみられたであろうことは容易に想定できるが、それ以上に控訴人が主張するような具体的な偏見・差別を受けたと認めることができない…。したがって、控訴人に対し、厚生大臣が偏見・差別除去のために相当の措置などを取る義務があるとまではいうことはできない。」（一一六頁―一一七頁）。

このように、支部判決では、患者本人よりも家族の差別被害の方が間接的で、質量の面で少なく、個人差が大きいとされている。しかし、これでは、沖縄の場合、家族が患者本人をかくまったために、家族全体が偏見・差別の対象にされたという問題が理解し得なくなる。差別被害の本質を十分に理解していないという問題がある。

私たち、ハンセン病市民学会は、このような判決を受け入れることはできない。最高裁で破棄されることを強く希望する。

問題は、最高裁事務総局の報告書にも矛盾するような、このような判決が高裁段階で言い渡されていることである。裁判官に対する研修「不足」を浮き彫りにしている。裁判官「格差」があまりにも大きい。「裁判官の独立」によってこの裁判官「格差」を正当化することはできない。「裁判官の独立」以前の問題である。裁判官には裁判官として必要な最低限の知見が求められるからである。ハンセン病問題についても、そのことは妥当する。これでは、「特別法廷」に係る最高裁の謝罪声明は何だったのかということになる。最高裁判所に対して、改めて研修体制の整備を強く求めたい。

以上、決議する。

二〇一八年一〇月二〇日

ハンセン病市民学会「ハンセン病問題の全面解決に向けた研究集会」参加者一同

ハンセン病家族訴訟熊本地方裁判所判決に対する声明

二〇一九年七月五日

二〇一九年六月二八日、熊本地方裁判所は、国の隔離政策が、ハンセン病患者のみならず、その家族に対しても、差別や偏見、家族関係の崩壊など多大な被害を与えるものであったとして、国の責任を認める判決を言い渡しました。

判決では、国が実施した隔離政策により、ハンセン病家族が大多数の国民らによる偏見差別を受ける一種の社会構造を形成し、差別被害を発生させたこと。またハンセン病患者を療養所に隔離したこと等により、家族間の交流を阻み、家族関係の阻害を生じさせ、これらの差別被害は個人の尊厳にかかわる人生被害であり、生涯にわたって継続しうるもので、その不利益は重大であり、ハンセン病家族にも隔離政策を遂行してきた国は、偏見差別を除去する義務を、ハンセン病患者の家族との関係でも負わなければならないと、認めました。

そして、隔離政策に対する厚生大臣、国会議員の責任を認めるだけでなく、らい予防法廃止後にも厚生大臣・厚生労働大臣、さらには、人権啓発活動を所掌する法務大臣、学校教育・社会教育を担う文部大臣・文部科学大臣が、差別偏見を除去するための義務を怠ったとして、違法性、過失を認めました。また厚生大臣・厚労大臣が負う偏見差別除去義務の一つとして、被害者に対する謝罪が必要であったことにも言及しました。

これらのことは二〇〇一年熊本地裁判決を踏襲し、さらに踏み込んで責任の所在、不作為の中身を具体的に示した、原告の思いが届く内容であると受け止めます。

一方で、この判決が認めた国の責任は、一九六〇年（沖縄は一九七二年）から二〇〇一年までで、施政権返還前の沖縄における被害について国の責任が認められませんでした。また、二〇〇二年以降の責任は否定され、請求が認められない原告が生まれてしまいました。さらに認められた賠償額も、五五〇万円の賠償請求に対し、三三万円から一四三万円というものでした。この額は、包括一括請求という裁判の手法から、やむを得ないものなのでしょうが、家族が被った人生被害の甚大さに比して、あまりに低いものであると言わざるを得ません。

このような問題を抱えることも認めたうえで、私たちハンセン病市民学会は、この判決を、今後のハンセン病問題の全面解決に向けた大きな力となる、画期的判決と受け止め、国に対して、控訴することなく判決を確定さすことを強く求めます。

そして、あらためて、原告がほとんど匿名であるというこの裁判の現実を見据え、裁判に参加していない人も含め、全ての家族被害者が心の底から納得できる解決に向けて、立法、行政の責任を遂行されるよう要請します。そのことはまず、隔離の被害者の声を直接聞き、その声に真摯に向き合うところから始まるのではないでしょうか。

また、今回の家族訴訟は、私たち市民の隔離政策への加担を強く問いかけるものでした。予防法廃止以降の人権啓発、教育に関わる取り組みの不作為という問題も、自らの足元を見つめなおしていかなければならない課題です。この判決を大きな機縁として、一人ひとりが、ハンセン病問題を自らの問題として受け止めなおし、真の解決に向けて、新しい一歩を踏み出す決意を新たにして、ハンセン病市民学会の声明といたします。

二〇一九年七月五日

ハンセン病市民学会

政府、国会は「過料」修正案も撤回し、最重要の問題の審議に取り組め

二〇二一年二月一日

政府は、この一月二二日、新型コロナウイルス感染症の感染拡大をうけ、「感染症の予防及び感染症の患者に対する医療に関する法律」（以下、「感染症法」という。）等の改正案を閣議決定して、国会に提出した。同感染症法改正案では、患者等が入院措置に応じない場合・入院先から逃げた場合の懲役刑・罰金刑、及び積極的疫学調査での虚偽答弁や調査拒否等をした場合の罰金刑の新設が盛り込まれている。この改正案には、各界から強い反対が相次いで寄せられたということから、与野党の修正協議で、入院を拒否した患者らへの懲役は削除し、「罰金」は行政罰の「過料」に切り替え、過料の額は、感染症・特措法改正案ともに減額するとのことで合意したとされる。

この修正を高く評価する向きもあるかもしれないが、私たち、ハンセン病市民学会は、評価できない。「過料」修正案の撤回を求める。懲役、罰金を行政罰に変えても、本質的な疑問は解消されないからである。

任意入院が、ヘルシンキ宣言以来、培われてきた、医療に関する国際人権法の基本原則である。この原則がいかに大事であるかは、違憲判決が確定している国の誤ったハンセン病強制隔離政策の教訓からも明らかであろう。入院の受け皿となる病床が不足している中での入院強制は、合理性をまったく有しない。著しい人権侵害といえる。たとえ、刑事罰でないとしても、行政罰を入院強制の担保に用いることはなおさら許されない。憲法違反と言わざるを得ない。患者等にとって必要なことは、治療を受けられる病床の確保であって、罰則ではない。

罰則規定の導入は、立法事実すら何ら明らかになっていない状況で拙速に浮上したものであり、議論・検討はほとんどなされていない。根拠となっているのは、漠然とした不安感でしかない。有事の際、人々は、ともすれば、不安感に駆られて、極端な行動に走り、かつての、「無らい県運動」のような人権侵害行

為に走りがちである。政府のなすべきことは、これに法的根拠を与えることではなく、人々に対し、冷静で、合理的な行動をとるように呼び掛けることである。今回の改正案は、その逆の措置といわなければならない。これでは、新型コロナウイルス対策を誤った方向に追いやる危険性が高い。不安感に駆られた「世論」を立法の論拠にすり替えるようなことは現にあってはならない。

問題は、それだけではない。入院「強制」を担保する手段が、修正の結果、「弱くなった」として、「自粛警察等の力がまた全面に出てくるのではないかということも懸念される。ハンセン病の場合、入院(隔離)「強制」に罰則はなかったが、「無らい県運動」が罰則の代わりの役割を果たした。欧米に比べて、日本の場合、新型コロナウイルスに感染した人については、「身勝手な行動をした結果、勝手に感染した人」という見方が人一倍強く、「被害者」というよりは「社会に迷惑をかける加害者」という理解が強いといわれる。国際的な比較調査の結果でもそう報告されている。犯罪者に近い扱いをする、この偏見が変わらない以上は、たとえ、罰則がなくなっても、感染した人に対する社会的なバッシングに変化は生じないことになる。むしろ強まるのではないかと懸念される。こうした差別偏見の下では、感染した人に、適切な治療を受ける病床が用意されなくても、「やむを得ない」ということになる。

感染症法は、国に対し、入院した患者に対し必要な治療を行う義務を課している。にもかかわらず、国はこの義務を果たしていない、自宅療養とか、ホテル療養と称して放置している、この自宅療養の中で、治療を受けられずに亡くなる方が出ている、非難されるべきは国であって、感染した人・その家族ではない。感染した人を「加害者」扱いしない。差別しない。不当な取扱いをしない。むしろ患者として必要な治療を受ける権利があるとする。必要な社会的支援を行う。

この最重要の問題に取り組むことこそが、今、政府、国会には求められている。そのための必要な法改正でなければならない。

今回の新型インフルエンザ等対策特別措置法の一部改正では、差別の防止に係る国及び地方公共団体の責務規定を設けるとのことである。しかし、その内容は、「国及び地方公共団体は、新型インフルエンザ等対策を実施するに当たっては、新型インフルエンザ等に起因する差別的取扱い等及び他人に対して差別的取扱い等をすることを要求し、依頼し、又は唆す行為が行われるおそれが高いことを考慮して、新型インフルエンザ等の患者及び医療従事者並びにこれらの者の家族その他のこれらの者と同一の集団に属する者の人権が尊重され、及び何人も差別的取扱い等を受けることのないようにするため、新型インフルエンザ等患者等に対する差別的取扱い等の実態の把握、新型インフルエンザ等患者等に対する相談支援並びに新型インフルエンザ等に関する情報の収集、整理、分析及び提供並びに広報その他の啓発活動を行うものとする。」（第十三条第二項）という規定を新設するにとどまる。これで、差別偏見がなくなるかというと、そうではない。ハンセン病問題の教訓は生かされていない。

国の誤ったハンセン病強制隔離政策の下で、「人生被害」を被った元患者・家族の方々が、今回の法改正の動き、そして与野党修正の動きをどう受け止めておられるか。ショックは格別のものがあると推察される。我々の犠牲の上に導き出された教訓を、国は生かすどころか、足蹴にするのか。このような絶望感に追いやられているのではないか。

私たち、ハンセン病市民学会は、元患者・家族の思いを共有しつつ、国、国会が、罰則規定を撤回し、上述したような最重要の問題に真正面から真摯に取り組むことを強く要請する。

二〇二一年二月一日

ハンセン病市民学会

モロッコ王国のハンセン病対策
――成功への軌跡――

並里まさ子　おうえんポリクリニック

諸言

多くの国々に、ハンセン病を厳しい差別の対象とした歴史がある。特に日本では、化学療法の効果が世界的に明らかとなり、さらに新患者が著しく減少してからも、国策としての隔離政策が維持され続けた。この間、患者とその家族や社会に対して、本疾患に関する正しい啓発活動はほとんど行われなかった。またハンセン病の治療を独占し続けた国立療養所での治療について、WHOの通達の順守または正しい治療の実行を、監視・評価する機能は働いていなかった。国内で人々がハンセン病を正しく理解する機会は、一九九六年[1]、二〇〇一年[2]の時事を経るまで放置されたと言えるだろう。

隔離政策の下、患者とその家族が辿った経緯について、多くの研究者たちの貴重な報告が上梓されている[3][4]。確かに日本の隔離政策はあまりにも不合理で、その運営によって多くの不幸を作り出したが、社会に根付いてきた差別感情は、間違った隔離政策のみによるものであろうか。二〇〇三年に黒川温泉事件が起きた時[5]、元患者たちを深く傷つける多くの投書を送った人々の行為は、国の誤った政策のみに帰せられるのであろうか。

筆者はかつてモロッコ王国での調査を通じて、この国が短期間でハンセン病に対する激しい差別を解消できたことを知った。当時の調査目的は、独自の治療レジメンについてであったが、六年間の調査期間中、社会でこの疾患がどのように受け止められているか、興味深く観察し続けた。その結果、本疾患に対するあらゆる差別感情を実感することができなかった。ところが二〇一五年一月六日付の新聞で、モロッコに憂慮すべき差別問題が現存しているとの記事をみた[6]。その内容は筆者の体験と大きく異なるため、二〇一六年末～二〇一七年始にかけて、国立ハンセン病センター（CNL）とかつての共同研究者であるDr. F. Smahi（元C

ＮＬ院長）を再訪し、この記事の元になったと推測されるニュースレター（笹川記念保健協力財団 二〇一四）[7]の取材に協力した人々に会って現状を再確認した。その結果、記事の内容は現地の実情とは大きく異なり（例：家族に見捨てられたと紹介された写真の男性は、息子に車でＣＮＬまで送迎されていた。同国での成功は、今やさらに大きく発展して、ＣＮＬは近い将来一般地域医療機関として、その名を変えるであろうと予測されていることを知った。（二〇一八年二月の訪問時には、既にＣＮＬの標示は無く一般病院となっていた。）因みにＣＮＬでは、当初よりハンセン病のみでなく一般の地域医療機関としての医療活動も並行して行っていた。

ニュースとしての事実誤認は重大であるが、それよりもこの国での成功の事実を報告することが、時には閉塞感を感じるハンセン病問題に対して、異なる視点と示唆を与えるように思われる。以下、かつて同国で行われたハンセン病対策を紹介する。

Ⅰ．モロッコ王国でのハンセン病対策（一九九六年～二〇〇一年の調査より）[8]

1．独自の治療システムが設定される以前の疫学的状況

当国保健省は、一九八〇年アフリカ・フランス語圏のハンセン病学会において、以下のように報告した。

国全体での有病率は〇・七五～一・五‰（人口一〇〇〇人当たりの数）で、当時の人口を約二〇〇〇万人として、患者数は一五、〇〇〇から三〇、〇〇〇人と推測される。また北・中部の山岳地帯では、有病率が三〇‰の多発地域がある。

かつてＷＨＯのハンセン病対策は、患者数を人口一万人あたり一人以下にすることを目指したことからも明らかなように、当時この国はハンセン病の多発国であった。

2．独自の治療システム

一九八一年、スルフォン剤であるＤＤＳの単剤治療に代わって独自の多剤併用療法（ＰＣＴ）と、それに続くＤＤＳ単剤治療を組み合わせた化学療法（ＰＣＴシステム）を、多菌型患者に対して試行した。その結果、確実な臨床症状の改善が確認されたため、ＰＣＴシステムは国の治療指針として、一九九二年より全患者に実施された。

ＰＣＴはＷＨＯ方式よりも強力な治療で、これを三カ月間、全ての患者に適応する。その後菌検査陽性例（ＭＢ）は五年間、陰性例（ＰＢ）は二年間、ＤＤＳの単剤治療を続ける。特徴的な点は、ＰＣＴの三カ月間、総ての患者をＣＮＬに入院させることである。その後

は郷里に帰り、地域のハンセン病治療担当組織（ＳＲＬ：多くは地域保健所に同居）の管理下で、ＤＤＳの単剤治療を、ＭＢでは五年間、ＰＢでは二年間続け、この間六カ月毎の定期検診が組み込まれている。その後さらに、ＭＢでは五年間、年に一回の検診を受ける。以上を終えた者は治癒とみなし、治療及び経過観察対象者のリストから外す。また上記の全期間、患者家族等の接触者検診を年に一回行う。

３．図１に一九五〇年以降の新患者数の推移を示す。

初期には調査が行われた年にほぼ一致して、多くの患者が発見されたが、一九八九年以降はほぼ安定した低下傾向を示している。しかし北の山岳地帯には、一九九七年の時点でも多発地帯が残っている（図２）。

なおこのＰＣＴシステムは二〇〇四年にすべて終了してＷＨＯの多剤併用治療（ＷＨＯ－ＭＤＴ）に代わり、以後各地域の保健所を中心に治療が行われている。しかしＰＣＴシステム時代に活躍した看護職員の多くは、現在もそのまま地域で活動を続けていることを、今回の訪問で知った。

４．ＰＣＴシステムを支えたＮＧＯ（図３）

当国のＮＧＯであるモロッコ農業・職業訓練組合（ＡＭＡＡＦ）と、スイスに基盤を持つＡＬＥＳの二つのＮＧＯが、ＰＣＴシステムを支援した。担当者の語

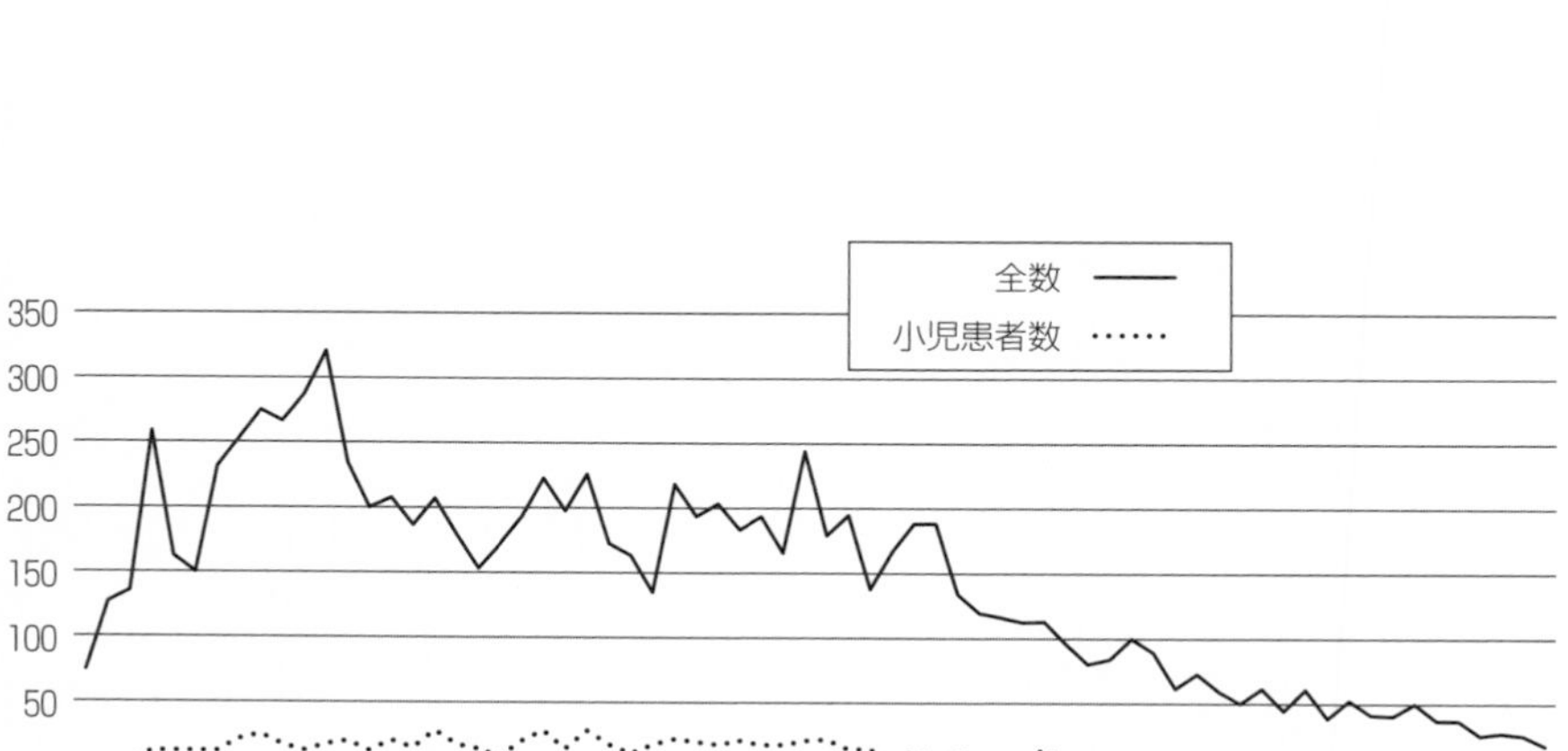

図１　新患者数の推移

1960年代には地域調査によって多数の患者が発見されていた。1980年以降は多発地域を中心に調査活動が行われた。1989年以降、ほぼ安定した低下傾向を示す。2016年の全新患者数は24人（小児は１名）、2017年は17人であった。

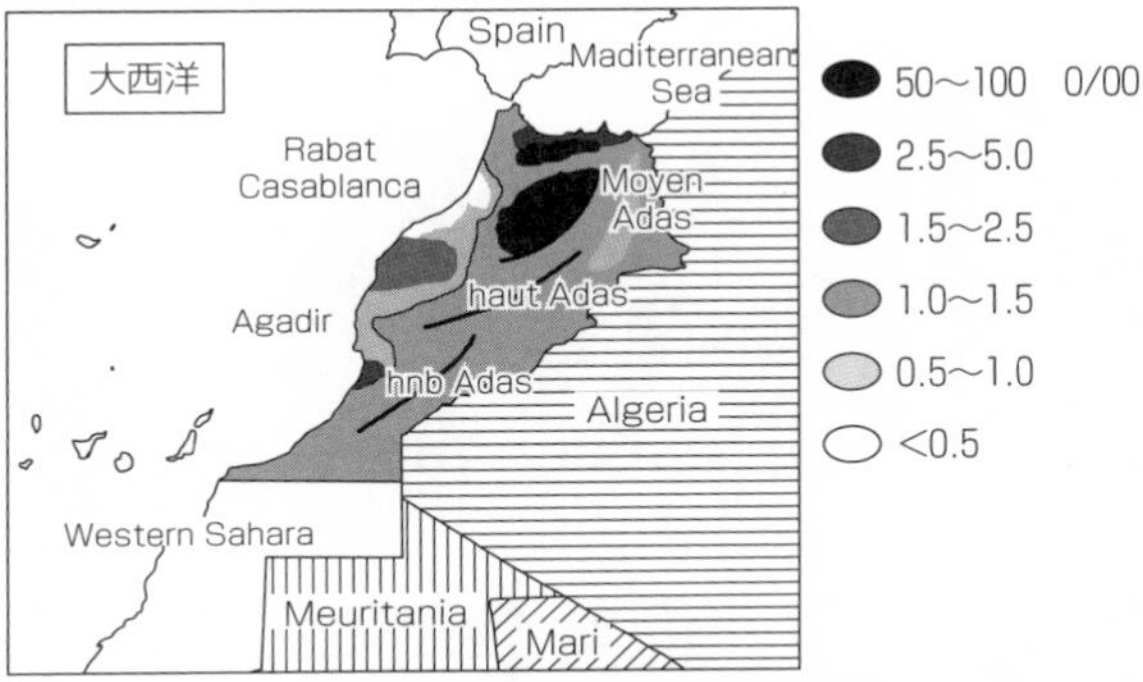

図2　1997年時点での各地の有病率（単位は‰）
北部の山岳地帯に多発地帯がある。

るところによると、ＰＣＴシステムの開始当初はＡＬＥＳの支援が圧倒的に大きかったが、徐々にＡＭＡＡＦの支援が増えて、二〇〇〇年ごろにはおよそ九〇％が後者で支えられ、その多くは、ＡＭＡＡＦの直営農場からの収益によって賄われた。

ＮＧＯの支援は多岐にわたり、ＣＮＬに入院するための交通費と入院中の全生活費、治療薬剤と医療品等を負担した。多発地帯からの若年者の大多数は就学経験が無いため、彼らは三カ月間の治療終了後も同所で暮らし、病院内の小学校に通学した。年長児は同時に職業訓練を受け、三年間の訓練終了後、終了証書とともに就職の斡旋を受けた。筆者が調査を行っていた一九九七年ごろは、ＣＮＬには小児成人あわせて常時二〇〇人以上が生活していた。また患者家族も支援の対象とし、一九九七年の調査時には、ＡＭＡＡＦ農場に付属する農学校に、毎年二〇人の患者または患者家族の青年を入学させ、二年間の農業教育を行っていた。[10]

Ⅱ　モロッコでのハンセン病対策（ＰＣＴシステム）が目指したもの

ＰＣＴシステムの目的は、可能な限り障害を残さずに治癒させること、即ちらい反応[11]を管理しつつ化学療法を完了させることと、患者と患者家族の社会適応であった。

1．化学療法の完遂とらい反応の管理

ａ　交通網と医療資源がほとんどない地域での医療には、限界がある。ハンセン病を後遺症無く治療するためのポイントは、早期発見・早期治療とらい反応のコントロールである。ＣＮＬに三カ月間入院することにより、この間のらい反応を確実に管理することができ

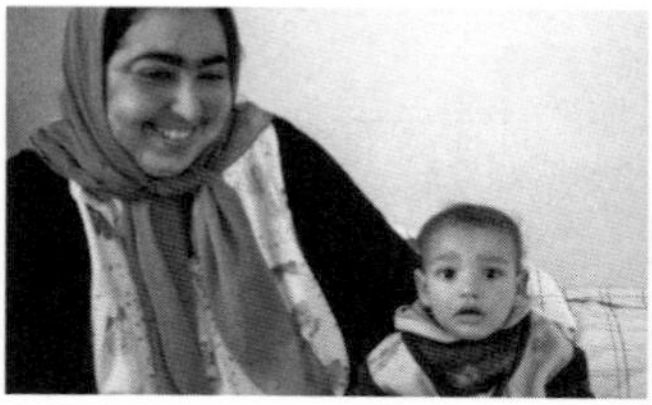

夫はCNLでハンセン病の治療中。妻のSLEも同時に治療を受けていた。

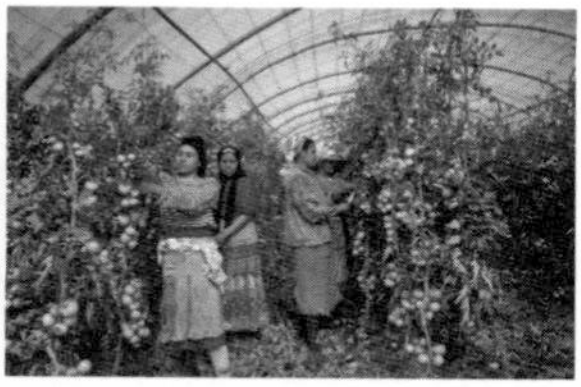

AMAAFの農場でトマトの収穫

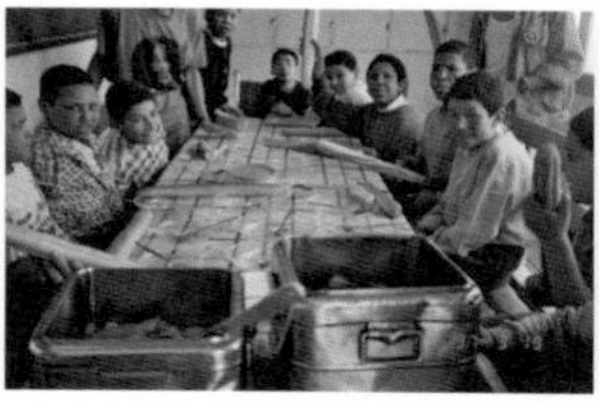

ランチタイム

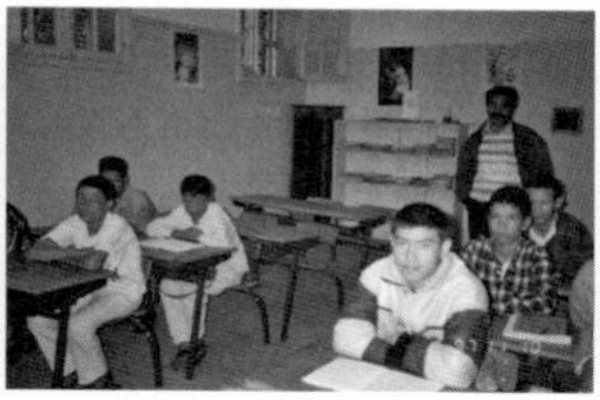

CNLの小学校で授業中

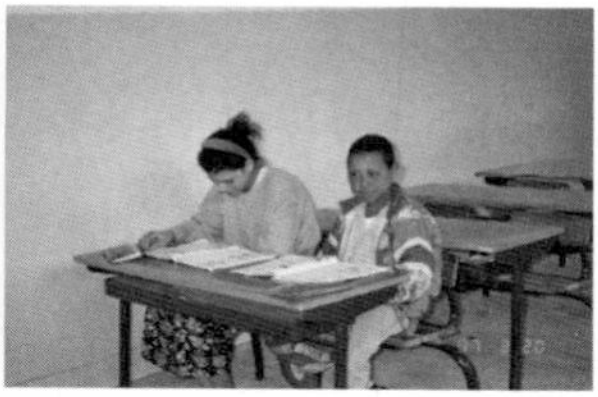

年齢は様々

図3　CNLでの生活風景

た。

b　初期の多剤併用治療は、強力な殺菌作用のある薬剤を効果的に使用するための重要な化学療法であり、この間に不規則投与が起きないよう監視下での治療を行うのは、薬剤耐性の出現を防ぐための有効な手段である。因みに日本ではきわめて多くの薬剤耐性が出現しているが、筆者の経験例ではすべて投与法の誤りからであった[12]。

c　PCT終了後は、地域のSRLで長期間治療と観察を続けることにより、遅発性のらい反応に対処できた。

2．患者と家族の社会適応

患者の多くは交通手段の乏しい遠隔地に住み、とりわけリフ山地の出身者が多かった。一九九七年の検診に参加した経験から、疎らに点在する小学校に通える児童はごく一部であろうと思われた。当時、山岳部の住民全体の識字率は二〇％くらいと聞いていたが、CNLで化学療法を始める小児患者に学校教育を受けさせたことは、彼らの社会的適応力の向上に大きくつながったであろう。因みに近年の識字率も、高いとは言えない（表）。

表　識字率（世銀2008年）

年	識字率％
1982	30.26
1994	41.59
2004	52.31
2008	55.15
2009	56.08
2011	67.08

Ⅲ　リフ山地での検診（一九九七年一一月）[13]

筆者が定期検診に参加した時の経験を紹介する（図4）。

カサブランカを深夜の二時に、運転手と看護師と共に出発した。朝八時ごろ地中海沿岸の街テトュアンに到着。朝食をとり、この地域のハンセン病対策の責任者である看護師のラムダニ氏と保健所の看護師ムスタファ氏が同乗して、山岳地帯に向かった。ここから約四〇㎞の行程である。木々は疎らで、むき出しの岩石の合間にやせたヤギがわずかな緑を食む。石やブロックを積み上げてトタン屋根を乗せた小さな家が、二～三軒ずつ立っている。所々に電線が見られるが、無いところの方が多い。道端で自動車を見送る子供たちはいるが、学校らしきものは見えない。道路状況より、子供が小学校に通うことは極めて困難で、就学率の低さが納得できた。途中で二か所の保健所に立ち寄り、担当看護師に挨拶。小さな一軒家で、机と椅子とベッドが一つ。薬剤棚には、消毒剤のようなものがわずかにみられる他、医療機器らしきものはない。結核予防のポスターが張られていた。この地域でも、結核は重大な感染症である。さらに悪路を進んで、ムラブテシュ村を目指す。今回の検診は、患者の経過観察と、患者家族及び地域の子供たちの検診が目的である。この辺りは標高八〇〇メートルくらいで、岩礫と背の低い草木の間に人口一〇〇〇人前後の村が点在する。この村の小学校では、男子生徒、女子生徒の順に一人ずつ全員、看護師たちと筆者が検診した。続いて、近くの農家に移動した。この村での検診では、いつもこの家で昼食をいただくことになっているとのこと。温かい豆スープ（ハリラ）とモロッコパンにオリーブとハチミツ、ミントティーの接待を受け、一休みしてからこの家の家族検診に取りかかった。男女合わせて一〇人ほどであった。数年前に、この家から二人の患者が出たとのこと。それ以降、規定通りの期間検診を続けている。この日はさらに数件の農家に立ち寄った。いずれも治療中または経過観察中の患者宅で、患者とその家族を検診した。普段変化の少ないこの地域では、検診といえどもちょっとしたイベントのようで、少女たちは痛い検査を我慢しながら、明るくはしゃいでいる。近隣の住人も集まって、農作物の話などしながら、看護師たちによる簡単な健康相談も兼ねている。検診は日暮れまで続き、当日は地域の総合病院の宿舎に宿泊。翌日ラムダニ氏の勤務するSRLに行くと、診察希望の中年の男性が息子に付き添われて待っていた。一通りの問診と検査で、ハンセン病に間違いないだろうと考えられ、カサブランカのCNLで確定診断を受けることになった。運動障害は全くない早期発見である。たまたま筆者が参加した地域検診で、自己申告による早期発見という理想的なパターンに遭遇できたが、現場の担当者たちに大した驚きはなく、短期間にハンセン病問題が克服されて行く様子を実感した。

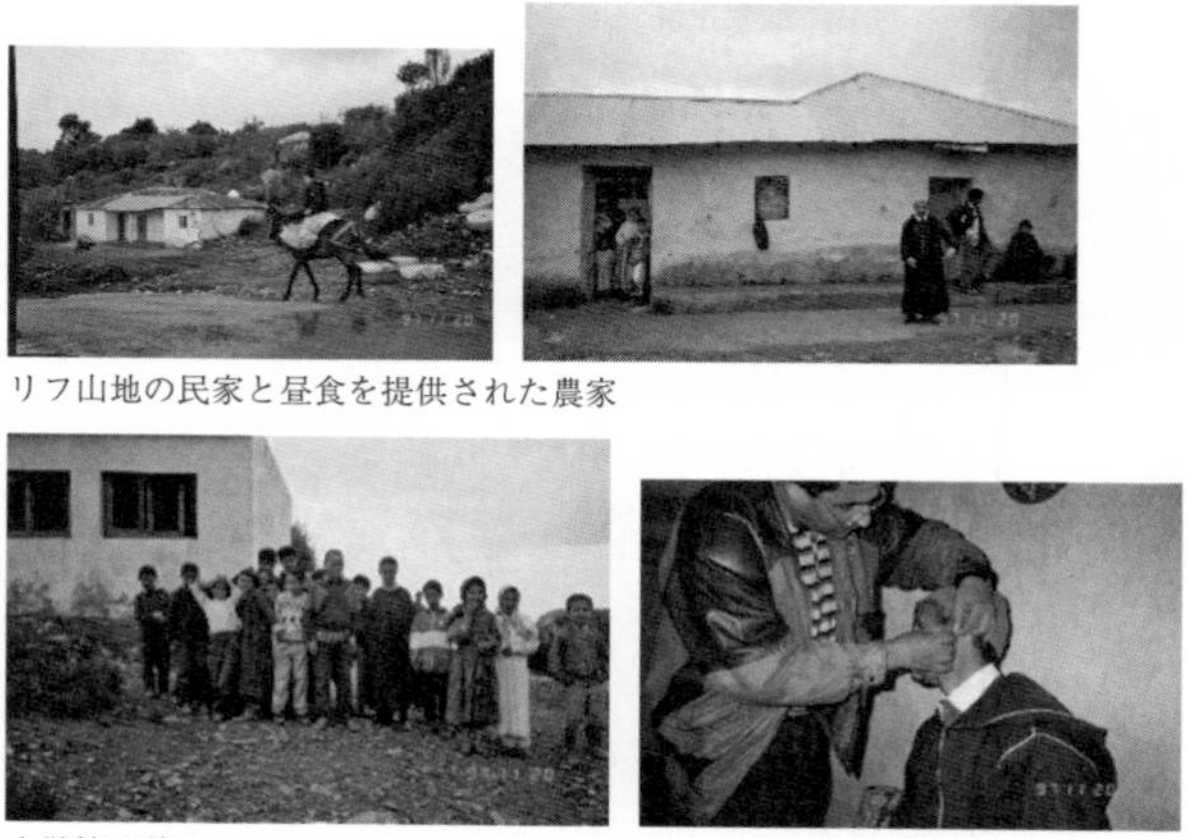

リフ山地の民家と昼食を提供された農家

小学校の前で

地域のSRLで受診患者の菌検査

図４　リフ山地での検診

Ⅳ 考察

当国でのハンセン病対策は、以下のように要約できる。

1．独自のPCTシステムを全国レベルで徹底させるために、CNLを中心に活動する担当者たちの活動を、NGOが強力に支援した。

2．独自の治療レジメンとその運用によって、らい反応を管理しつつ完治させることが可能となり、結果的にかつてみられた重度の後遺症を残す疾患ではないことを社会に実証した。

治療開始時に全例がCNLに三カ月間入院することについて、先に述べた新聞紙上ではかつて日本を含む諸外国で行われた「強制入院」を連想させる紹介であったが、間接取材であったためか、個人名の読みにも間違いがあり、正しい報道ではなかった。

3．患者と家族への強力な支援、特に教育と職業訓練は、彼らの社会的立場を大きく変えた。

当国のハンセン病対策の成功が、ＰＣＴシステムによることは疑う余地がない。しかし極めて短期間にこのシステムを軌道に乗せ、また人々はこのシステムの運営を受け入れ、さらに世情が、ハンセン病に対する見方を変えていったことは、他の国には例を見ない成果であろう。筆者は六年間の調査で、ＣＮＬとその近辺や地域社会において、ハンセン病患者に対する差別感情を全く感じることができなかった。しかしこの調査はあくまで医学的な範疇を超えるものではなく、筆者の感想を支える客観的事実は、①実際に患者数が減り続けていること、②治療終了者はほぼすべて一般社会に順応していること、③筆者の観察期間、診断された患者の多くは、自主的受診者であったことである。

徹底した治療システムの下で、長期間の観察と接触者検診を続けることができた背景には、強力なＮＧＯの支援とともに保健要員の活動がある。定期的に地域に入って検診を行う彼らへの信頼は厚く、行く先々で歓待を受けていた。

モロッコは、一五歳未満の人口が約一四％を占める「若い国」である（世銀二〇一六年）。大都会を除いて国全体の人口密度は低く、山岳地帯や砂漠地帯では小さな部落が疎らに点在し、近隣へのアクセスは容易でない。[14]また多民族国家で、歴史上黒人が支配した時代もあり、アラブ人とベルベル人（白い肌が多い）との混血も多い。新生児の肌色が、両親の肌色と異なることも日常である。筆者はモロッコで、肌色による差別を経験したことがない。しかし外見的な障害には、差別感情があると聞く。[15]ハンセン病の場合は、障害無く治ることが、多くの多発国と同様に、社会へのインテグレーションを大きく支えたのであろう。

国民の大部分は、イスラム教徒である。どの街でも、日に五回の祈りの時を告げるコーランが巷に流れる。諸外国に比して就学率は低いが、モスレムの教えには、幼い頃より触れている。喜捨の習慣は深く根付いており、喜捨を求める人も与える人も自然体で、日常のありふれた光景である。自動車の行き交う道路端で、足元のおぼつかない老人を見知らぬ若者がそっとエスコートする光景をしばしば見る。

識字率の高い日本では、一九九六年[1]と二〇〇一年[2]の二大エポックを超えてなお、ハンセン病に対するぬぐい切れない差別感情の遺残があるとすれば、それは我々の中にある何かが、モロッコの人々とは異なるのであろうか。地理的環境、宗教・文化、あるいは村社会の中で蓄積された価値観か、またはそれ以外の何かなのか。形を変えて今もある、様々な差別やイジメと、同類の心理が関係しているのかも知れない。

　医療調査の中で経験した事実を、社会学的諸分野の方々と共有することによって、筆者の素朴な驚きに理論的な説明が与えられ、我々の社会に潜む暗い部分に明るい光が当てられることを願う。

文献と注釈

（1）「らい予防法の廃止に関する法律」を制定して、一九九六年「らい予防法」が廃止された。

（2）「らい予防法違憲国家賠償請求訴訟」に対して、二〇〇一年原告全面勝訴の判決が下された（熊本判決）

（3）蘭由岐子、二〇〇四、『「病の経験」を聞き取る』皓星社

（4）黒坂愛衣、二〇一五、『ハンセン病・家族たちの物語』世織書房

（5）二〇〇三年一一月、熊本県阿蘇郡南小国町のホテルが、ハンセン病元患者の宿泊を拒否した事件。

（6）『朝日新聞』（東京本社版）二〇一五年一月六日　朝刊一〇ページ

（7）WHO goodwill ambassador's newsletter for The Elimination of Leprosy December 2014, No. 71, Publisher; Yohei Sasakawa, Editorial Office: Nippon Foundation

（8）並里まさ子・小川秀興一九九八、「モロッコ王国におけるハンセン病対策」『医療』52(12)：754-758

（9）Congrès de l'Association des Léprologues de Langue Française. Caszbalanca, 1-4 novembre 1981

（10）並里まさ子　一九九七、「モロッコ王国のハンセン病対策に参加して　その一」『多磨』七：12-17　全生互恵会

（11）ハンセン病の治療経過中に、しばしばらい反応がみられる。病型によっては、治療前に出現して診断に至ることもある。かつて見られた重度の障害はらい反応によるものが多かったが、現在ではらい反応に対して速やかに対応することにより、障害を残すことはきわめて少なくなった。らい反応は、一般に化学療法開始後に出現しやすいが、強力な殺菌作用を持つ多剤併用療法では、DDS単剤治療よりも早期に出現することが多い。治療初期に一定期間CNLへの入院を勧告することは、医療設備のない地域出身の患者を、障害なく確実に治療するための手段であった。

（12）並里まさ子・松岡正典・柏原嘉子・小川秀興二〇〇二、「ハンセン病の治療における薬剤耐性—国内ハンセン病療養所における再発例での検討—」『医療』56(6)

（13）並里まさ子　一九九八、「モロッコのハンセン病対策に参加して　その二」『多磨』六：12-20　全生互恵会

（14）モロッコ王国の概況（外務省二〇一六年）：一六六六年に興国したアラウィー朝の子孫を国王とする王国。一九五六年にフランスから独立し、現在ムハンマドⅥ世を国王とする立憲君主国。多民族国家で、アラブ人が六五%、ベルベル人が三〇%、その他が五%とされているが、民族交配が進み、多様な民族が共存している。国の面積（西サハラを除く）は四四万六〇〇〇㎢で（日本の約一・二倍）、人口増加が続き若年者が多い。二〇一六年の統計で、人口は三四八二万人一五歳未満が約一四%を占める。アトラスの名を持つ三つの山脈が北東と南西に連なり、いずれも三〇〇〇～四〇〇〇メートル級の高山で、南と東はサハラ砂漠につながる。大西洋岸の平野は水に恵まれ農業が盛んで、国民の多くはこの地帯に住

む。北部のリフ山地は、肥沃な土地がなく住民の生活は厳しい。かつてハンセン病の多発地帯であった。識字率は、同等の経済力を持つ国の中では低い（表）。

(15) 以下は、ハンセン病対策の後半期で活躍したDr. F. Smahiからの聴取である。

一般に障害者は、人目を避けて家に匿われることが多い。庇護する余裕のない家庭では、家族が見放すこともある。一九八〇年ごろには、ハンセン病に対して絶望と忌み嫌う感情があったが、新システムによって障害無く治るようになるとともに、二〇〇〇年ごろには差別感情がほとんど見られなくなった。

ハンセン病国家賠償請求訴訟の法社会学
—「社会の中で平穏に生活する権利」の形成と展開を中心に—

木村光豪
関西大学非常勤講師

はじめに

二〇年前に熊本地裁で争われた「ハンセン病国家賠償請求訴訟」（以下、国賠訴訟と略）は、原告が勝訴し、政府が控訴断念したことで判決が確定した。この裁判は、国家賠償請求訴訟で初めて違憲判断が出され、地裁の判決を政府が初めて控訴しなかった事件であり、日本の裁判史上画期的な判決として記憶されている。

熊本地裁判決は、①厚生大臣のハンセン病政策遂行上の違法及び故意・過失の有無、②国会議員の立法行為の国家賠償法上の違法及び故意・過失の有無、③損害、④除斥期間という争点ついて、これまで憲法や民法などの専門家によって多数の講釈がなされてきた。[1]また、裁判にかかわった弁護士により、裁判の進行過程やその意義などについて語られてきた。[2]しかし、今日まで法社会学の視点から国賠訴訟を本格的に分析したものはほとんど見当たらない。本稿は、そうした新たな観点から国賠訴訟を考察することによって、その意義を再評価することを目的とする。

法社会学は、法学という学問上の「裁判」と、現実に行われる裁判との隔たりを埋めることを目指し、とくに裁判過程を分析するアプローチを重視する。[3]この分野で考察されてきたテーマのひとつが、実際に（新しい）権利が形成・展開される過程の研究である。これまで、公害環境、薬害などの訴訟について法社会学的アプローチから分析されてきた。[4]これらの先行研究に依拠しつつ、本稿では、分析の枠組みとして、宮澤節夫が提唱したもっとも包括的な「権利の形成・展開」モデルを参照しながら、国賠訴訟が勝利した要因、熊本地裁判決で承認された「社会の中で平穏に生活する権利」が形成され、発展（立法・政策の形成と実現に寄与）していった過程を考察することによって、法社会学から見た国賠訴訟の意義と（人権論の）課題を明らかにする。

なお、国賠訴訟は、西日本訴訟（熊本）、東日本訴訟（東京）、瀬戸内訴訟（岡山）という三つの訴訟からなるが、本稿では主に、熊本地裁判決が出された西日本訴訟に焦点を合わせ、必要に応じて他の二つの訴訟にも言及する。

一　分析の枠組み――「権利の形成・発展」モデル

法社会学者の宮澤節夫は、権利の体系を変更しようとする運動は社会体制の部分的な変更を求める運動であることから社会運動の一種であると考え、社会運動論における学問的成果を参照して、独自の包括的な「権利の形成・展開」モデル（以下、宮澤モデルと略）を提唱した。このモデルにおいて、「権利」は、①「法規範という形で政治的に制度化された場合には、それを享受する者に対して他者に一定の作為・不作為を要求する資格を与え、その要求の実現のために国家機構を動員する資格を与え」、②その「利用資格が普遍的に開かれている」ものをさす。[5]

その上で、（とりわけ裁判を利用した）権利の形成・展開プロセスは次のように説明される。[6] すなわち、①社会システムの矛盾やシステム要件の不充足、②行為主体の生活システムの緊張や生活要件の不充足、③剥奪による社会的不満・不安の発生、④探索過程と新秩序志向の形成、⑤集合化・組織化、⑥コアリション形成、⑦政策決定担当者による受容・拒否、⑧他レヴェルへの移行、安定、運動としての継続と消滅、という過程である。この過程とは別に、運動の全段階で作用する要因として、(a)キッカケ要因、(b)権利の特性、(c)運動主体の特性、(d)リーダーシップの特性・行動、(e)政策決定担当者の特性・行動、(f)潜在的義務主体の特性・行動、(g)他の変革主体による制御、(h)世論による支持・制御、(i)社会状況、という九点が挙げられている。さらに、上記の⑥と⑦の段階のあいだで作用する要因として「法技術的練磨」が取り上げられている。

運動の出発点は②であり、被害やその危険が認識されると、その原因の探求が①に遡って行われ、行動が③以下へと展開する。運動の全段階で作用する要因について、(a)は状況的要因、(b)と(c)は運動主体側の要因、(d)は主体の要求・運動を環境条件に合わせて変容し、有効な運動として展開させる媒介的要因、(e)から(i)は環境主体側の要因である。(a)から(c)がどこまで運動に積極的であるかで、(d)以下の条件がどの程度まで運動促進的でなければならないかが変わる。権利の形成の程度は、(a)から(c)と(d)以下の相互作用の結果として決まるとされる。

宮澤モデルの特徴は、社会運動論でいう「集合行動論」（不安、剥奪などの構造的緊張や現状に対する不平不満といった人間の感情的・情緒的な側面）に配慮しながらも、⑧

「資源動員論」（人びとを運動へと動員する構造的要因［組織・ネットワークや資金など］といった人間の合理的側面）を重視する点である。それは、(d)リーダーシップの特性・行動という媒介的要因が、リーダー自身の資質や獲得できる資源に左右され、運動が成功するための大きな資源であるという環境要因も、(h)世論による支持・制御である、という側面に見てとれる。これらは、社会運動論の新しい知見が創造される以前に提唱された宮澤モデルの限界でもある。[7]それにもかかわらず、このモデルは今もって権利の形成・展開過程を分析するうえで有益であると思われる。[8]

宮澤モデルは、裁判を通じて新しい権利の形成・展開の成否を考察する分析枠組みであるが、国賠訴訟は新しい権利の形成を主たる目的とする裁判ではない。しかし、それは、結果的に既存の権利内容を拡充したという意味で、新しく権利を創造することになった。さらに、宮澤は、自分のモデルが権利追求運動の成否を「説明」するには優れているが、他方で「予測」あるいは「指針」として上手く使えない点が問題であると指摘する。その上で、将来の権利追求運動（が成功するために）は、裁判を権利形成の主たる目的とはせず、裁判をそれ以外の政治・社会運動を利用するための重要な契機にするという方向へと変化させることに望みを託している。[9]後述するように、国賠訴訟は、この宮澤が期待した事例が最も成功したものと位置づけることができる。こうした点から、宮澤モデルは、国賠訴訟の事例研究に役立つと思われる。

二　国賠訴訟の事例研究

（1）日本のハンセン病政策の素描

宮澤モデルによって国賠訴訟の事例を考察する前に、それが提訴される背景として、日本における終生絶対隔離のハンセン病政策の推移について素描しておく。[10]

ハンセン病は、「らい菌」によって引き起こされる慢性の細菌感染症であり、感染率・発病率が低いだけでなく、プロミンなどの特効薬が登場して以降、とくに多剤併用療法という内服の発明により、早期の発見と治療によって外来治療で完治し、発見と治療の遅れから生じた障害も最小限にとどめることができる病気である。しかし、主に末梢神経が侵されることから、治療薬が発見される以前は手足や顔に変形が生じる患者も多かった。そのため、日本でも古来より、ハンセン病は「天刑病」「業病」または「遺伝病」などと称され、「癩（らい）」と呼ばれて差別・偏見の対象とされてきた。

富国強兵をスローガンに近代国家の建設に邁進する明治政府は、内地雑居により増加した外国人の目に触れさせないよう、放浪するハンセン病患者を隔離する必要に迫られた。そのため、政府は、そうした患者を「文明国の恥」だと見なし、一九〇七年に「癩予防ニ関スル件」を制定し、浮浪患者を療養所に強制隔離することを認めた。一九〇九年以降、道府県連合立の療養所が全国に五ヵ所設置されていく。一九一六年には「癩予防ニ関スル件」が一部改正され、療養所所長に懲戒検束権を付与した。一九三一年には「癩予防法」(以下、旧法と略)が制定され、全患者が強制隔離の対象とされた。そのため、一九三〇年の長島愛生園(岡山)を最初に、一三の国立ハンセン病療養所が設置されていく。本格的に戦争が遂行される中、「民族浄化」のスローガンの下で、すべての道府県からハンセン病患者を一掃する「無らい県運動」が官民あげて展開されていく。それにともない、ハンセン病は「伝染病」であると誇張され、患者が発見された家族は家が消毒、患者の所持品が燃やされるなどして、ハンセン病に対する恐怖心を国民に植え付け、ハンセン病患者とその家族に対する偏見と差別を助長することになる。

戦後、日本国憲法が施行され、一九四八年には「日本癩学会」でハンセン病に対するプロミンの効果が確認されたにもかかわらず、旧法は改正されるどころか、「優生保護法」が制定され、それまで違法になされてきたハンセン病患者の不妊手術が合法化された。さらに、一九五三年には「らい予防法」(以下、新法と略)が制定され、「国立療養所への入所」措置(第六条、ただし退所規定はない)、「外出の制限」(第一五条、その違反には拘留・科料の罰則がある〔第二八条〕)等、旧法が有する終生絶対隔離の基本原理が継承された。

その間、各療養所では自治会の活動が本格化し、一九五一年に「全国国立癩療養所患者協議会」(「全患協」)が結成された。全患協が「らい予防法」闘争を熾烈に展開した成果として九つの附帯決議がついたものの、結果的に新法は制定された。その後、全患協は療養所内における処遇改善(医療の充実、患者作業の廃絶、生活と福祉の向上など)に力を注ぐことになる。一九六〇年代以降は、一部の入所者は退所して社会復帰し、療養所の外で仕事をする労務外出も行われた[11]。全患協は新法改正の要求も断続的に行うが、それが改正を飛び越えて廃止されるようになるのは、一九九六年まで待たなければならなかった[12]。なお、新法の廃止直後、全患協は「全国ハンセン病療養所入所者協議会」(「全療協」)と名称を変えた。

（2）権利の形成と展開の推移

先述したように、宮澤モデルは権利の形成と展開のプロセスを、七段階に分けている。その出発点は、「②行為主体の生活システムの緊張や生活要件の不充足」である。国賠訴訟においては、新法の廃止過程がそのきっかけとなる。新法の廃止自体は入所者にとって喜ばしいことであった。他方で、それによって、療養所内における（全患協の闘争により獲得されてきた）ある程度まで「平穏な」生活が脅かされるのではないか、あるいは、療養所内から追い出されるのではないかという緊張が高まった[13]。

一九九六年四月一日施行の「らい予防法の廃止に関する法律」（以下、廃止法と略）には、国立療養所の入所者に「必要な療養を行う」（第二条）、「その福利を増進するように努める」（第四条）と明記されたものの、それまで獲得してきた生活要件が保障されるかどうかは明確でない。また、廃止法は、退所者に対して社会復帰のために必要な財政的援助を定めているが（第六条）、実際の一時支援金は最初一人一五〇万円（その後、二五〇万円）に過ぎなかった。さらに、廃止法の附帯決議で定めた「ハンセン病に対する差別や偏見の解消」に対する「一層の努力」も十分になされなかった。これではとても社会復帰して生活はできない。新法の廃止後、このような葛藤やジレンマ、すなわち、「③剥奪による社会的不満・不安の発生」が見られるようになる。

こうした一種のダブルバインドな状況をもたらした理由は何であるのか、一部の入所者はその根本的な原因（「①社会システムの矛盾やシステム要件の不充足」をもたらした要因）を探求するようになる。その結論として導き出されたのは、九〇年に及ぶ終生絶対隔離のハンセン病政策の過ちを国が認めていないことであった。事実、新法は国の責任について一切触れていない。また、新法が廃止される直前（一九九六年一月）、管直人厚生大臣は入所者の代表が集まった席上であいさつをしたが、そこでは「らい予防法の見直しが遅れたこと」を反省・陳謝すると言っただけで、新法の過ちを謝罪したわけではなかった。

こうした問題点をいち早く指摘してきたのが、星塚敬愛園（鹿児島）の在園者で作家の島比呂志であった[14]。島は、終生絶対隔離政策を推進した国の責任を問い、その損害に対して国の賠償を求めるには、それまでの全患協による新法の改正や在園生活の向上を求める陳情活動だけでは限界があるのではないか、という考えを深める。これはまさに、「④探索過程と新秩序志向の形成」に相当する。友人であったＨＩＶ訴訟原告第一号から「らい患者はなぜ怒らないのか！」との激に背中を押されて、島は、新法の廃止が議論されている最中、九州弁護士会（九弁連）に一通の手紙を出す（一九九五年九月一日に受理）。そこで「ただ一つ気になるのは、人権に最も深い関係を持つはずの法曹界が何らの見解も発表せず、傍観の姿勢を続けていることであります」とのべ、新法に無知・無関心な弁護士を痛烈に批判した。事態を重くみた九弁連人権擁護連絡協議会（後の人権擁護委員会）の委員たちは、動き出す。聞き取りのため星塚敬愛園と菊池恵楓園（熊本）を訪問、九州五園で在園者に対して被害に関するアンケート調査を実施、ハンセン病問題に関するシンポジウムを二回開催した。二度目のシンポジウム（一九九八年二月二八日）の質問会で、参加者の志村康（菊池恵楓園の在園者）が、新法の違憲を問う裁判を引き受けてくれる弁護士はいないのか、と問い質す。パネラーの一人であった弁護士の徳田靖之は、島の手紙を読んで以降悩んできた裁判の提訴を引き受けざるを得ないと確信し、「心ある弁護士たちは、国家賠償請求をやる、と声を挙げるはずです。おそらく一〇〇人以上は立ち上がるでしょう」と明言した。ここに、国賠訴訟の原点がある。

ここから、宮澤モデルの「⑤集合化・組織化」が行われていく。最初は、（西日本）弁護団の結成である。一九九八年三月、徳田靖之と先のシンポジウムの司会を務めた八尋光秀とが中心となって弁護団準備会を発足させる。その後、薬害エイズや水俣病の訴訟などに携った弁護士が一三七名集った。第一次原告団（星塚敬愛園九名、菊池恵楓園四名の合計十三名）は、熊本地方裁判所に提訴する（同年七月三一日）。弁護団は、この裁判を人間としての尊厳を取り戻す「人間回復裁判」と呼んだ。[15]

西日本弁護団は、当初、国民の支持を得て、裁判に勝利するため、十三療養所五〇〇〇名の入所者の一割、五〇〇名の原告を組織すること、三年以内の終了を目標に掲げた。[16]そのため、弁護団と第一次原告は協力して、原告の数を増やすことに尽力する。しかし、療養所内部は、裁判に対して反対意見が多く、[17]原告数はなかなか増えなかった。自治会も積極的に支持するところは少なく、療養所内での弁護士活動を露骨に妨害するところもあった。[18]そうした厳しい状況のなか、大島青松園（香川）では影響力のある入所者（元全患協会長）が被告国側の準備書面で展開するでたらめな主張に激怒したことで、一挙に五九名が原告となった。さらに、一九九九年一一月二六日、琉球大学のゼミによる模擬裁判が沖縄愛楽園で実施されたことをきっかけに、沖縄から大量の原告が提訴するようになった

（第七次提訴［一九九九年一二月］六四名、第八次提訴［二〇〇四年四月一二日］一〇八名）。裁判の内容が知れわたるにつれて、また、裁判が楽しくてしかたがないと公言するまでに原告が人間的に変化していく姿を目の当たりにして、さらに、弁護士によるねばり強い説得（例えば、匿名裁判が可能であること）も功を奏して、原告の数は次第に激増していった。[19] これは、東日本訴訟（一九九九年三月二六日提訴）、瀬戸内訴訟（一九九九年九月二七日提訴）でも同じであった。国賠訴訟の原告数は、政府による控訴断念の直前（二〇〇一年五月二一日）では一七〇〇名（一部の退所者を含む）になった。[20] それは、当時の入所者数約四四〇〇人の三八％近くに相当する。

東日本訴訟が提起されてすぐ東西の情報交流の場として、ハンセン病国賠訴訟全国弁護団連絡会（全国弁連）が結成され、瀬戸内訴訟が始まると瀬戸内弁護団のメンバーもこれに加わった。以後、定期的に会議を持ち、夏と冬には原告とともに二日間の合宿を行うようになる。さらに、二〇〇一年四月一四日、全国の原告団、弁護団が福岡に集まり、「ハンセン病違憲国家賠償訴訟全国原告団協議会」（全原協）を正式に発足させた。[21]

次は、原告団・弁護団の活動を支援する集団・組織との協力関係を構築する、「⑥コアリション形成」である。第一に、市民組織の形成。国賠訴訟を支援する市民組織は、弁護団の働きかけや原告の依頼などもあり、訴訟が提起された場所あるいは療養所のある都道府県を中心に、三つの裁判が開始されてまもなく形成されていく。一九九九年六月十七日には、各地の支援組織がネットワーク方式で運動を展開するため「ハンセン病訴訟支援全国連絡会議」が結成された（最終的には、一八団体で構成）。これらの支援団体は、定例会、学習会、小集会の開催、自治体へのキャンペーン、署名活動などを各地で展開しただけでなく、原告団との人間的交流も深めていった。[22]

第二に、全療協。当初、全療協は訴訟の内容がはっきりしないこともあり、「静観」した。裁判の進展とともに、それが全療協の運動方針と一致することがわかり、本部は「支持」を表明した。各支部（自治会）の意見を知るためアンケートを実施したところ、賛否が分かれた。一九九九年四月八日、第五一回定期支部長会議が開催され、ようやく訴訟を「支持」すると決定した。しかし、支持の度合いは各支部によってばらつきがあった。二〇〇〇年二月一五日、組織の存亡を賭けて第五二回臨時支部長会議が開催され、支援態勢の確立を提案した。しかし会議は紛糾し、厚生大臣に抗議文を提出するまでにはなったが、「支援」ではなく

「支持」にとどまった。二〇〇一年四月一二日、全療協は、第五三回定期支部長会議において、「統一と団結を図りながら勝訴に向けて最大限努力する」と決議した。その決議に基づき、控訴断念に向けた官邸前の座り込みに参加した。[23]その後、全療協は全原協、全国弁連とともに「統一交渉団」を結成して、ハンセン病問題の全面解決に向けて厚労省と協議を続けていくことになる。

第三に、権力機関。全国弁連は、二〇〇〇年秋ごろから国会ローラーの企画を練っていた。二〇〇一年二月六日を皮切りに、原告、弁護団、支援者による国会ローラーが定期的に実施される。それが功を奏して、同年四月五日、超党派の国会議員一〇一名により「ハンセン病問題の最終解決を進める国会議員懇談会」（ハンセン議懇）が発足した（会長は江田五月、顧問に野中広務、管直人など）。[24]裁判所に関しては、例えば、熊本地裁は、菊池楓恵園での検証（一九九九年一一月一九日）を実施するだけでなく、被告国側の反対にもかかわらず、弁護団が要請した療養所での出張尋問を認め、実施した（二〇〇〇年六月から十月の短期間で、四ヵ所を訪問）。これによって、裁判官の事務的な態度が原告側に対して好意的になった。[25]

国賠訴訟にかかわった原告団、弁護団、支援組織による運動の結果、「⑦政策決定担当者による受容・拒否」については、それらの主張がほぼ全面的に「受容」された。すなわち、二〇〇一年五月一一日、熊本地裁は、国（厚生省・大臣）の責任、新法の違憲、国会の不作為、賠償を認める原告勝訴の画期的な判決を出した。五月二三日に小泉総理大臣は控訴断念を表明し、[26]判決が確定する五月二五日、「ハンセン病問題の早期かつ全面解決に向けての内閣総理大臣談話」を正式に発表し、謝罪した。続いて、六月七日と八日、衆参両議院も謝罪決議を採択した。[27]

最後の「⑧他レヴェルへの移行、安定、運動としての継続と消滅」については、第四章でのべる。

（3）成功の要因

宮澤モデルは、裁判を通じて新たな権利の形成が成功する度合いの違いを説明する要因を、偶然的・状況的要因としての「キッカケ要因」を別にして、以下のような三つのグループにまとめている。これを手がかりに、国賠訴訟が成功した要因を検討すると、次のようになる。[28]

第一グループは、権利自体・運動主体自身がもつ二つの要因。第一は、めざす権利自体が有する五つの特性で、すべてのペアで前者のほうが有利とされる。①

受益主体の凝集性・拡散性は、国立ハンセン病療養所の入所者と退所者が受益主体であり、凝集性が高い。②権利の可視性・観念性につては、次章で確認するように、新しい権利ではなく、既存の法的権利の拡充を主張している点で、可視性が高い。また、新法の違憲性という要請も憲法の（基本的人権の）枠内であり可視性が高い。③義務主体の私人性・公権力性は、新たに権利が確定されることによって義務を負う者は国（政府、国会）であり、公権力性が高い。④権利の経済性・政治性は、補償や賠償だけで済むのか、政治決定自体への参加も要請されるのか、ということであるが、国賠訴訟では後者も必要であった。⑤救済の事後性・事前性は、旧法・新法による隔離政策がもたらした原告に対する損害賠償を求めるもので、事後性である。

　第二は、運動主体が有する七つの特性であり、これらの要件が満たされているほど有利であるとされる。①「まっとうな人」と見られていること。これは、当初は裁判に反対する入所者が圧倒的に多い療養所の中で、原告は「まっとうな人」と見られていなかった。[29] しかし、裁判の進展とともに人間的に成長する原告の姿を目の当たりにして、好意的になる人が増えてきた。支援者も原告との人間的な触れ合いを通じて、その人間性に敬意を抱くようになっていった。②被害の可視性・緊急性が高いこと。これは、入所者（とりわけ原告）にとっては隔離政策による被害の可視性と緊急性は高かった。ただし、世論は無知・無関心であった。③集団規模が大きいこと。最初の原告はわずか一三人であったが、控訴断念直前では一七〇〇人にまで膨れ上がり、大規模な原告団を形成した。④組織性が当初からあること。三つの原告団は団長、事務局長などの役割を設定し、組織性をもって行動してきた。それは全原協も同じであった。この点は、弁護団や全療協も同じである。⑤司法過程以外の政策決定過程にもアクセスがあること。ハンセン議懇の結成とそれを通じて、政党、国会（議員）、政府（大臣、官僚）にアクセスするルートが開拓されていった。⑥加害者と継続的・依存的関係がないこと。これに関しては、原告のほとんどが、国立ハンセン病療養所内で生活する入所者であったことから、加害者と継続的・依存的関係が深かった。⑦リーダーシップ供給能力をもった集団とのネットワークをもつこと。原告団は、薬害エイズ、水俣病、じん肺などの集団訴訟にかかわった弁護士で構成される弁護団や全国弁連と強いネットワーク関係をもっていた。

　第二グループは、資源としてのリーダーシップが有する二つの要因。第一は、リーダーの特性で、運動主体にない専門性・組織性が供給できるか否かである。先述したように、各地で集団訴訟を担い、勝訴してきた高い専門性をもつ弁護士が弁護団を率い、全国弁連も運営した。第二は、リーダーの行動で、次の要件が満たされているほど有利となる。①告発の正当性の認識を与えること。これは、被害者に告発者であることの正当性を認識させることであり、国賠訴訟では、旧法・新法による「保護の客体」から隔離政策がもたらした被害に対して賠償を請求する「権利の主体」であることを入所者に理解してもらうことである。[30]これがかなりの程度まで成功したことは、原告数の増大が物語っている。②成功体験を与え続けること。これは、例えば、西日本弁護団が専門家証人によって隔離政策の違法性を論証する一方、被告国側の専門家証人に対する反対尋問を論破したことで、裁判が原告にとって有利な展開となった。[31]③部分的成功による脱落を防止すること。原告団と弁護団の内部、そして双方の間に裁判や和解を含む問題解決のための方法や戦略に関して、大きな見解の相違はなかった。

第三グループは、運動が直面する環境側がもつ三つの要因。第一は、政策決定エリートが有する四つの特性であり、これらの要件が満たされているほど有利となる。①アクセスを認める者の範囲が広いこと。これは、ハンセン議懇の結成を通じて、政党、国会(議員)、政府(大臣、官僚)など広範な政策決定エリートにアクセスする道が開かれた。②検討の用意がある「法技術的練磨」の範囲が広いこと。これは、どのような法律構成であればエリート(特に裁判官)が耳を貸すのかということである。後述するように、既存の「平穏生活権」の新たな解釈が上手くいった。③エリート内部の凝集性が低いこと。立法府についてはハンセン議懇、行政府に関しては坂口力厚生労働大臣(元医師であり、控訴断念のために大臣の辞任を決意していた)の存在が大きく、エリート内部の凝集性に亀裂があった。④エリートのワークロードが低いこと。これは、裁判官の仕事量が膨大なために、当該事件に専心できないことであるが、国賠訴訟の場合は定かではない。

第二は、①加害者の特性。これは、前述した運動主体の特性と同じ諸次元であり、インパクトはその裏返しとなる。原告にとって不利だったのは、加害者である国の社会的地位が極めて高く、加害の可視性・緊急性は国にとって低く(新法の廃止で幕引きを考えていた)、被害者との継続的・依存的関係は緊密で、療養所を管理する国は被害者にとって庇護者・監督者であった。②統制主体の社会統制能力。これは、国、大組織を義務づける権利・運動ほど不利となり、国賠訴訟はまさにそれに該当した。ただし、裁判における被告国側の証人によるいい加減な弁論、被告を恫喝さえする姿勢は、逆に裁判官の心証を悪くし、たしなめられさえした。[32] これによって国の統制能力は失墜することになった。

第三は、他の変革主体による統制・対抗。これは、とくにリーダーが別の運動に乗り換える危険性が高いほど不利になる。国賠訴訟では、当初、多くの療養所では裁判に反対する入所者が多数で、原告に対する嫌がらせや非難があり、また全療協の支援も得られなかったものの、原告団と弁護団は一致団結して運動を展開し、リーダーが別の運動に乗り換えることはなかった。

宮澤が検討しなかった「世論の支援」と「社会状況」について、簡潔に触れておく。前者は、マスメディアの姿勢である。三ヵ所で提訴された当初、裁判が行われている県の地方紙や全国紙の地方版が取り上げるだけで、全国紙は無関心であった。[33] 熊本地裁判決は全国紙で一斉に報道され、控訴断念まで連日報道が続いた。[34] この報道ラッシュが世論を喚起し、控訴断念を導くひとつの要因となった。後者については、国賠訴訟が始まった時期、日本社会で患者の権利運動が盛り上がり、薬害エイズ訴訟も大きな関心をよんでいたことが、原告が裁判を展開するさいに有利であったと考えられる。[35]

以上、宮澤モデルが考える権利形成を目指す運動が成功する諸要因の中で、国賠訴訟の勝利に向けて運動を展開する諸主体にとって当初から不利であったのは、①義務主体が最も公権力性を有する国であったこと、②運動主体が加害者と極めて高い継続的・依存的関係にあり、加害者は被害者にとって庇護者・監督者であったこと、③加害者にとって被害の可視性・緊急性が低かったこと、である。また、当初は運動主体にとって不利だと思われた、療養所内で少数派であった原告の人物像も、裁判が進展するにつれて、その人間的に成長する姿を目の当たりにすることで次第に好意的なものに変化していった。さらに、国の社会統制能力も、その欺瞞性・隠蔽体質・恫喝姿勢が明るみになることで、被害者の怒りを招いて原告数を増大させ、裁判官の心証も悪くすることになった。その意味で、国賠訴訟は当初から、運動主体にとって有利であり、不利な要因も弁護団の専門能力と封印してきた甚大な被害を語った原告の勇気ある姿によって払拭されていった。

三　社会の中で平穏に生活する権利

（1）被害の実態をいかに表現するのか

西日本弁護団は最初から、国賠訴訟は通常の法解釈や主張では通用しないことを確信していた。議論の結果、原告が受けてきた被害の実態を裁判官にぶつけていくという戦略を採用することにした。弁護団は、裁判官に被害の実態を感受・認識させることができれば、勝利できると考えた[36]。しかし、（当初はハンセン病問題の深刻さについて十分に認識していなかった）弁護士にとって、ほとんどが高齢者である原告から被害の実態を聞き取ることは困難を極めた。互いの人間的な交流が深まるにつれて、少しずつ被害の諸相が語られていった[37]。

そのことは、弁護団が被害の諸側面をどのように表現するかに見て取ることが出来る。以下、西日本訴訟弁護団が準備した訴状と原告準備書面で、その点を確認する[38]。まず、訴状（一九九八年七月三一日）では、「原告らは、数十年にわたり、その人間としての尊厳を奪われ、多くの痛みと苦しみを受けてきた」。原告準備書面一（一九九八年一一月六日）では、「非人道的な取り扱い」、「法と人道に反する」、「自然法と人道に反する」など、国際人権・人道法で使用される言葉だけでなく、自然法にさえ言及している。しかし、それは被害の表現としては抽象的である。

原告準備書面三（一九九九年二月一九日）では、「高い塀による身体的な監禁状態」と「差別・偏見という国民の心の中の高い塀による社会的な監禁状態」、「国に隔離政策により患者は自己の親族のみならず社会的な人間関係までも根本から破壊され、社会内での仕事や治療も含めて社会的生活基盤を全て奪われた。国は患者を隔離政策に基づき不当に自己の実力的支配下におくことにより、患者から社会的な動物としての人間の属性の全てを奪い去ったのである」と記している。身体的だけでなく社会的な監禁状態、社会的な人間関係、社会的生活基盤、社会的な動物としての人間の属性といった表現は具体的であり、弁護団による被害の理解度が確実に深まっている。

原告最終準備書面・損害編（二〇〇〇年一二月八日）では、「患者の全人格に対する攻撃である。国家政策によって、社会内にあるべからざる存在であると意義づけられたハンセン病患者は、それ故に、社会内にある人々から、同じく人生を歩む者としての共感を得ることができなくなった」、「総体としての人格、人生の全面的な破壊が、本件被害の本質である」、「個別の被害として捉えるべきものではなく、それぞれが重層的に組み合わされ、一個の人格全体に対する総体的で甚大な被害を形作っている」、「その人格、人間としての尊厳を徹底的に破壊されたという点において、被害は共通している」とのべる。ここでは、共通の被害による損害賠償を認めさせるため、法的権利（人格権）としても構成されやすいように、全人格に対する破壊と表現している。

熊本地裁判決では、その「被害は……新法廃止まで継続的・累積的に発生してきたものであって、違法行為終了時において、人生被害を全体として一体的に評価しなければ、損害額の適正な算定ができない」[39]、すなわち「人生被害」と表現された。[40]

（2）社会の中で平穏に生活する権利

西日本弁護団は、原告が受けてきた苛酷な被害に対する損害賠償を請求する根拠として、「社会の中で平穏に生きる権利」を提案した。この権利は、原告準備書面二（一九九九年一月二九日）で初めて主張された。例えば、九〇年に及ぶ隔離政策により、「差別と偏見のある限り、施設内であろうと、施設外であろうと、『隔離』状態は継続したのである。まさに、原告らは社会の中で平穏に生活する権利を奪われ、また、社会での生活能力を奪われた状態に置かれたのである」。また、損害の包括一律請求を正当化するさいに、「これら被害が複雑多岐にわたり、かつ相互に影響を及ぼして社会の中で平穏に生活する原告らの権利を奪い、全人格的な破壊をもたらしており、原告らの受けた被害の総体を『総体』として包括して捉えるのでなければこれを正しく捉えることはできない。原告らは社会の中で平穏に生活する権利を奪われたことによって日常生活、社会生活ひいては人生にきわめて深刻な影響を受けた。まさにそのすべてが被害であり、その性質上、個別的に財産的損害として構成することになじみにくいものである」とのべた。

原告準備書面三では、隔離政策によって助長・拡大あるいは放置された入所者・退所者に対する差別と偏見により、社会内で平穏に生活する権利の剝奪が継続し、新法により「社会内で平穏に生活する自由という、通常の国民が生活する上で、それを人権と意識することがあり得ないほどの極めて基本的な自由」が侵害されたと指摘した。

それに対して、被告準備書面二（一九九九年三月三一日）で、国側は、「『社会の中で平穏に生活する権利』の侵害の内容につき、精神的損害と財産的損害の二つに分け、例を挙げて主張するものの、どの原告が、いつ、どこで、どのようにして、そこで例示された損害を被ったのかの具体的主張をしない」ので、その「具体的主張をするべきである」と反論した（「ハンセン病訴訟原告弁護団事務局に対する質問事項」でも、同様の点を指摘[41]）。

「被告国の質問事項に対する回答（一九九九年三月一日）」で、原告側は、社会内で平穏に生活する権利は、「個人の尊厳、社会的人格権、一般的自由権・選択権、幸福追求権、健康で文化的な生活を営む権利などの概念とほぼ同義で、これらのすべてを含むものである。したがって、その侵害を具体的に言うと、家族・親族・地域社会の中で人間としての尊厳を奪われたこと、社会的人格を破壊されたこと、社会内で生活するための心理的・人的・社会的・経済的基盤をすべて奪われたこと、社会内であらゆる選択・決定をする自由を奪われたこと、社会内で治療を受ける機会を奪われたこと及び幸福追求できなかった被害の一切である。学習、職業選択・財産形成、婚姻・出産・育児、移動・旅行、名誉・信用、家族・親族・友人・知人との情愛・交流の自由、社会内での治療等すべてのライフステージにおける人間生活全般における自由一切を侵害され、奪われた包括的な被害である」と詳細に回答した。

原告準備書面四（一九九九年四月一三日）では、「原告らの除斥期間についての主張に対する被告の誤解について」説明するさいに、「原告らは、『社会の中で』平穏に生活する権利を奪われたと主張しているのであり、その主張の主たる柱は、隔離による社会との隔絶、つまり監禁ないし不法抑留行為である。時間の経過とともに、社会と人的つながりは稀薄となり、加齢とともに就労、就学の機会と可能性が奪われていくという意味で、社会復帰が一層困難となり、ついには絶対不可能に至るという意味で日々拡大累積する損害であって、騒音被害等とはその本質を著しく異にしている」と反論している。ここでは、わざわざ「社会の中で」とカギ括弧をつけて強調している点が重要である。

原告準備書面五・六と最終準備書面・責任編では、原告準備書面四までにおいて主張されてきた以上のものはのべられていない。原告側がいう「社会の中で平穏に生活する権利」の内容として特徴的なことは、「社会の中で」という言葉には、隔離政策により、一般「社会の中で」ということだけでなく、一般「社会の中」においてさえも、という二重の意味が込められている——前者に重点が置かれているものの——点である。それは、先に引用した原告準備書面二にある「差別と偏見のある限り、施設内であろうと、施設外であろうと、『隔離』状態は継続したのである」という表現に明確である。

熊本地裁判決は、隔離による被害とスティグマによる被害（社会から差別・偏見を受けたことによる精神的損害）、「この二つの共通損害を別々に金銭評価するのではなく、これらを包括して、社会内で平穏に生活することを妨げられた被害としてとらえるのが相当である」と判断した。着目したいのは、後者を共通被害に含める具体的な理由をのべる次の部分である。すなわち、「原告らの中には、発病が発覚して以来ずっと入所しており、差別偏見を恐れてほとんど外出をしなかった者、退所し、周囲の者に元入所者であることをひた隠しにしてきた者、故郷に帰ったため周囲からの激しい差別・偏見にさらされてきた者、後遺症があるため元入所者であることを隠すことができず、ずっと病毒を有しているように誤解されてきた者等、様々な者がいるが、ここでも、このような差異があることを念頭に置いて、控え目に損害額を算定する限り、これを共通損害としてとらえることが可能である」。この説明に、原告側が「社会の中で」という表現に込めた二重の意味を裁判長が理解していることが見てとれる。

従来、人格権の一部として「平穏な生活を営む権利」（平穏生活権）が認められた判例は、盗聴、公害・環境、家庭生活などをめぐる訴訟であった。例えば、家主が貸室の天井裏に盗聴可能な機器（インターホン子機）を設置した行為が、借家人の平穏生活権を侵害したとして、慰謝料の支払いが命じられた（東京高裁判昭和五六・二・二三判時九九九号五九頁）。また、横田基地騒音公害訴訟控訴判決（東京高裁判昭和六二・七・一五判時一二四五号三頁）は、「人は、人格権の一種として、平穏安全な生活を営む権利を有しているというべきであって、騒音、振動、排気ガスなどは、右の生活権に対する民法七〇九条所定の侵害であり、これによって生ずる生活妨害……は同条所定の損害というべきである」と判断した。さらに、有名女優に対して右翼団体により街頭宣伝車や拡声器等を使用した執拗な街頭宣伝活動が、平穏生活権としての人格権を侵害したとして、差止請求が認められた（東京地裁平一一・八・二七判タ一〇六〇号二二八頁）。これらはすべて、一般「社会の中で」生きる人がその平穏生活権を侵害された事例である。[42]

それに対して、国賠訴訟では、法に基づく隔離により療養所内での生活を強制されたがゆえに、原告が一般「社会の中で」平穏に生きる権利が侵害されたという事例において損害賠償を命じた点に意義がある。これは、平穏生活権の拡充という意味で、新たな権利の創造と言うことが出来るだろう。また、この点に、集団訴訟にかかわってきた弁護士が多い西日本弁護団によって創造された、裁判官に通用し得る法技術的練磨が見られる。

四　国賠訴訟の諸機能

原告勝訴が確定した国賠訴訟は、今日まで、次のような多種多様な機能をもたらしてきた。第一は、熊本地裁判決の確定により、ハンセン病問題の全面解決に向けた政策の形成と実現を促進した。その最も代表的なものが、厚生労働省と統一交渉団との間で確認されたハンセン病問題の全面的解決要求事項である（二〇〇一年一二月二五日）。それは、①謝罪・名誉回復、②在園保障、③社会復帰・社会生活支援、④真相究明の四本柱で構成されている。これに基づき、二〇〇二年三月と五月の二回にわたり、全国五〇の新聞に厚生労働大臣の謝罪広告が掲載された。また、二〇〇二年度から退所者給与金制度も実施されるようになった。さらに、「ハンセン病問題に関する検証会議」は、二〇〇二年一〇月から二年半にわたり精力的な検証活動を行い、その最終報告書を厚生労働省に提出した（二〇〇五年三月）。二〇〇六年三月には、「ハンセン病問題に関する検証会議の提言に基づく再発防止検討会」が活動を開始した。[43]

第二は、国賠訴訟が、国による立法化を推進する要因となった。「ハンセン病補償法」（二〇〇一年六月二二日施行）により、訴訟当事者ではない被害者全員の救済を保障する（補償金を支給する）道が開かれた。[44] 国や地方公共団体の責任に基づき、「ハンセン病問題」（ハンセン病元患者の「福祉の増進、名誉の回復等に関する諸課題」）に対処するため、「ハンセン病問題基本法」[45]（二〇〇八年六月一八日公布）が、二〇〇九年四月一日に施行された。「名誉の回復及び死没者の追悼」（第一八条）に基づき、「らい予防法による被害者の名誉回復及び追悼の日」を設定（二〇〇九年六月二二日）、毎年追悼式が開催され、「らい予防法による被害者の名誉回復及び追悼の碑」が厚生労働省の敷地内に設置された（二〇一一年六月二二日）。また、「良好な生活環境の確保のための措置等」（第一二条）に基づき、将来構想の一部として療養所を社会化するため、多磨全生園と菊池恵楓園で保育園が開園（二〇一二年）、邑久光明園には特別養護老人ホームがオープンした（二〇一六年）。さらに、ハンセン病問題基本法が一部改正され、退所者給与金受給者の死亡時に生計を共にしていた配偶者または一親等の尊属を対象に、「特定配偶者等支援金制度」[46]が実施された（二〇一五年一〇月一日）。

第三は、西日本訴訟の当事者以外の同類の被害者を救済することにつながった。例えば、①未判決原告者、未提訴被害者には、厚生労働大臣と全原協会長との間の基本合意（二〇〇一年七月二三日）に基づき、訴訟上の和解で賠償一時金が支払われた。②日本の植民地支配下にあった療養所ソロクト（韓国）と楽生院（台湾）の入所者に対して、訴訟がきっかけとなって、日本国内の療養所に収容された人たちだけを対象にした「ハンセン病補償法」が改正され（二〇〇六年二月三日）、該当者一人当たり八〇〇万円の補償金が支払われるようになった。[47]③入所歴なき原告と遺族原告には、国と全原協との間の基本合意書（二〇〇二年一月）に基づき、二〇〇五年度から非入所者給与金制度が実施された。[48]④ハンセン病家族訴訟の原告勝訴（二〇一九年六月二八日）、政府による控訴断念確定（七月一二日）により、ハンセン病元患者の家族に対して損害賠償が命じられた。[49]

最後に、国賠訴訟は、ハンセン病問題に関して世論を喚起し、支援組織の強化をもたらした。その典型例が、ハンセン病問題の全面解決に向けて活動する市民組織「ハンセン病市民学会」[50]の発足である（二〇〇五年五月）。こうした市民社会による力強い支援と、統一交渉団のねばり強い活動が相乗効果を発揮して、これらの成果が勝ち取られてきた。

結びにかえて

権利の形成・展開を分析する法社会学の視点から見ると、国賠訴訟は、人格権の一部として「社会の中で平穏に生活する権利」が創造されることを通じて、原告が「人生被害」から「人間回復」へと蘇生し、さらには社会変革の主体へと成長していったプロセスとまとめることができる。[51]その権利は、裁判官のみによるのではなく、裁判の過程において、「自己を主張するさいの倫理的な力＝士気」[52]の高い原告と法曹三者による議論を通して創造され、その後のハンセン病問題の全面解決に向けた諸成果を実現するための礎石となった。

しかし、新法に対する違憲判断はあまりにも遅すぎた。そのため、国賠訴訟は、ハンセン病問題を通して、「人権」や「人間の尊厳」というものを再検討する機会でもあったと指摘される。[53]この点に関して、検証会議の最終報告書では、「少数者の尊重」を強化する「人権論の更なる深化」が提言されている。[54]その点を、憲法学の人権理論で敷衍すると、次のように言うことができる。

第一は、「人権の主体」論で対立する「強い個人」と「弱い個人」である。前者は、自己決定できる意味で自律し、自立して生活できる精神的・物理的な基盤のある者、後者は、何らかの方法で他者に依存して決定し、生活せざるを得ない者に、人権の享有主体をみる。前者は、強い個人の権利を優先し、弱い個人の権利を無視する傾向がある。他方で、後者は、弱い個人がありのままで人権の理念である「平等」の実現を目指すことを正当化する。第二は、「人権の根拠」論である。人権概念を「人間の尊厳」、「個人の固有の価値」、「人格的自律」に根拠づけるのが有力説である。それに対し、社会的に弱い立場に置かれた者が、差別や抑圧に対して抵抗・闘争する、あるいはその苦痛を言葉で表現すること自体に人権の根拠をみる。これらふたつの論点の前説と後節はそれぞれ、親和関係にある。今日まで、憲法学では圧倒的に前説が支持され、通説となっている。[55]この点こそが、法律家によって違憲性のある新法の検討が無視されてきた根本的な原因のひとつではないだろうか。

国賠訴訟は、インドの法哲学者ウペンドラ・バクシの表現を援用すると、「人間の苦難」(Human Suffering) こそが「人間の権利」(Human Rights) の基盤である、言い換えると、人権は現実の生活において闘争する現場から創造され、人権の使命は人間の苦悩に声を与え、それを可視化し改善すること、[56]を鮮明にした。「人間の権利」から「人間の苦難」へのパラダイム転換――人権論にとっては、これが国賠訴訟から学ぶべき教訓であり、依然として日本における法律家にとっての課題でもあるだろう。

1 さしあたり、青井美帆「ハンセン病国家賠償請求熊本地裁判決」『信州大学経済学論集』第五四号（二〇〇六）を参照。

2 最も代表的なものは、ハンセン病違憲国賠訴訟弁護団編『開かれた扉―ハンセン病裁判を闘った人たち』（講談社、二〇〇六）。

3 棚瀬孝雄『紛争と裁判の法社会学』（法律文化社、一九九二）ii頁。

4 例えば、淡路剛久『スモン事件と法』（有斐閣、一九八一）、船橋晴俊・長谷川公一・畠中宗一・勝田晴美『新幹線公害―高速文明の社会問題』（有斐閣、一九八五）、棚瀬孝雄編『たばこ訴訟の法社会学―現代の法と裁判の解読に向けて』（世界思想社、二〇〇〇）がある。

5 宮澤節夫『法過程のリアリティ　法社会学フィールドノート』（信山社、一九九四）七一頁。

6 宮澤モデルについては、前掲注5、第一〇講を参照。

7 その他の特徴として、①政策決定担当者に焦点を合わせ、②運動の全段階で作用する要因に、「権利」の形成を目標とする要因を多く盛り込んでいることが指摘されている。飯田高「権利を生成する「社会」の力―理論に関する予備検討―」上石圭一・大塚浩・武蔵勝宏・平山真理編『現代日本の法過程（下巻）』（信山社、二〇一七）四五七―四五九頁。飯田論文は、社会運動論の新しい知見を参照しながら宮澤モデルを再評価し、その課題を乗り越えようとしている。

8 宮澤モデルは、たばこ訴訟に適用可能であることが指摘されている。馬場健一「合法ドラッグと法の現実規定力」前掲注4（二〇〇〇）、一九五頁（注11）。

9　前掲注5、一三一頁。

10　その詳細については、藤野豊『「いのち」の近代史―「民族浄化」の名のもとに迫害されたハンセン病患者』（かもがわ出版、二〇〇一）を参照。

11　全患協の闘争については、全国ハンセン氏病患者協議会編『全患協運動史　ハンセン氏病患者のたたかいの記録』（一光社、一九八三）を参照。

12　新法が廃止される経緯については、大谷藤郎『らい予防法廃止の歴史―愛は打ち克ち城壁崩れ陥ちぬ』（勁草書房、一九九六）を参照。

13　これは、いわゆる「強制隔離と処遇改善の表裏一体論」によりもたらされた既得権にひびが入るのではないか、という不安感が高まったと言い換えることができる。この点については、財団法人日弁連法務研究財団ハンセン病問題に関する検証会議編『ハンセン病問題に関する検証会議最終報告書』（明石書店、二〇〇六）一五六―一六二頁を参照。

14　例えば、島比呂志『片居からの解放　ハンセン病療養所からのメッセージ』（社会評論社、一九八五年）、同『らい予防法の改正を』（岩波ブックレット、一九九一年）などは、その代表的な作品である。

15　国賠訴訟が提訴される前夜の詳細については、前掲注2、第一章を参照。

16　以下、原告拡大に向けた取り組みと困難については、前掲注2、第二章を参照。

17　多くの療養所で反対の理由として多かったのは、①家族に迷惑をかけたくない、②新法があったからこそ今まで自分や家族が生きてこられた、③国にお世話になっているのに裁判とは何事か、④既得権が失われる、⑤裁判に勝って賠償金が支払われることになれば、園を出なければならなくなる、等々であった。多磨全生園の状況については、藤田真一編著『ハンセン病克服の記録第二集　証言・自分が代わる　社会を変える』（人間と歴史社、一九九九）第一部第五章第一節を参照。

18　星塚敬愛園の自治会は、①訴訟関係者は面会人宿泊所での宿泊を認めない、②訴訟関係に関しては自治会のコピー等の便宜を一切与えない、③訴訟関係については放送その他も禁止する、という運営特例処置を定めた。上野正子『人間回復の瞬間』（南方新社、二〇〇九）三二頁。

19　「座談会　ハンセン病国賠訴訟はどう闘われたか」『法と民主主義』三六一号（二〇〇一）一九―二二頁（豊田・徳田発言）。

20　原告数の推移については、前掲注19、「提訴状況」の表（一九頁）を参照。

21　全国弁連と全原協の結成についは、前掲注2、二六八頁、二七五―二七六頁を参照。

22　市民組織については、全国ハンセン病療養所入所者協議会編『復権への日月』（光陽出版社、二〇〇一）一五一―一五五頁、前掲注2、九四―一〇二頁を参照。

23　訴訟に対する全療協の姿勢については、前掲注22、一三一―一四四頁、三〇〇―三〇六頁を参照。

24　前掲注2、二七一―二七四頁。

25　その詳細については、前掲注2、第四章を参照。

26　控訴阻止の要因については、野間啓「判決確定させ基本合意成立へ」、前掲注19、三九―四〇頁を参照。

27　熊本地裁判決から控訴断念前後についての動向は、前掲注2、第八章を参照。

28　前掲注5、一二五―一三一頁を参照。

29　長島愛生園では、原告の拡大に最も尽力した入所者が「在日朝鮮人（韓国人）」であったことが非難された。金泰九『在日朝鮮人ハンセン病回復者として生きたわが八十歳に乾杯』（牧歌舎、二〇〇七）二八三頁。

30 その事例として、金城幸子『ハンセン病だった私は幸せ―子どもたちに語る半生、そして沖縄のハンセン病』（ボーダーインク、二〇〇七）一二一―一二二頁を参照。

31 この点については、前掲注2、第三章と第五章を参照。西日本訴訟原告団事務局長であった竪山勲は、三年以内の解決、熊本で一〇〇〇人集会、前夜祭二〇〇〇人集会の開催、星塚敬愛園で二桁の原告を出しくれという弁護団の要望は、すべて無理だと思っていたが、実際には実現し、「それがこの裁判においても、負けるわけがないという確信に結びついていった」と述懐している。前掲注19、三五頁。

32 ある国側の証人は、仮に国の賠償責任が認められる裁判結果が出た場合、現在の処遇自体を見直す必要がある、という趣旨の恫喝をしたさいに、裁判長は「裁判を受ける権利というのは、裁判の結果によっていかなる不利益も受けない、ということではないですか」と問い質した。前掲注2、一九九―二〇一頁。

33 この点については、江刺正嘉「マスコミから見たハンセン病裁判」、前掲注19、五〇―五一頁を参照。

34 例えば、朝日新聞記事検索サービス（聞蔵Ⅱビジュアル）で、朝日新聞と朝日新聞デジタルを対象に、「ハンセン病国賠訴訟」（一九九八年七月一日から二〇〇一年五月三一日の期間）で検索すると、一九九八年が三件、一九九九年が七件、二〇〇〇年が一五件、二〇〇一年が二九件（熊本地裁判決が出された五月一一日以降は一六件）の合計五四件であった。

35 日本弁護士連合会編『ハンセン病・いま、私たちに問われているもの』（クリエイツかもがわ、二〇〇一）六三頁（八尋光秀の発言）。

36 前掲注2、四〇頁、一〇七頁。

37 弁護士が被害を理解する出発点に、「無知の姿勢」（相手に対する敬意と語られる内容をもっと深く知りたいという〝純粋な好奇心〟に基づく自由な対話の空間を広げて、相手の新しい物語を創造しようとする姿勢）が存在したことが、原告の甚大な被害を聴き取る重要な下地であったとされる。徳田治子「〝人生被害〟はいかに聴き取られたか？ ―ナラティブ実践としてのハンセン病国賠訴訟における弁護士の聴き取りプロセス―」『心理学評論』第六九巻三号（二〇〇六）五〇三頁。

38 西日本訴訟弁護団の訴状と原告準備書面については、ハンセン病違憲国賠裁判全史編集委員会編『ハンセン病違憲国賠裁判全史第1巻　裁判篇西日本訴訟（Ⅰ）』（皓星社、二〇〇六年）に所収されているものを参照。

39 熊本地裁判決の全文は、ハンセン病違憲国賠裁判全史編集委員会編『ハンセン病違憲国賠裁判全史第3巻　裁判篇西日本訴訟（Ⅲ）』（皓星社、二〇〇六）に所収されているものを参照。

40 判決文を書いた杉山正士裁判長は、長期間に及ぶ隔離によってもたらされた人たちの被害を言い表すには、この言葉しかなかったと語っている。また、西日本訴訟原告団副団長であった志村康は、この言葉を聞いて「人間的感情が入っていた」とのべた。「[裁く]第4部・正義の座標（3）判例超えた法解釈」『読売新聞』東京朝刊（二〇〇一年八月二〇日）。

41 被告準備書面については、前掲注38に所有されているものを参照。

42 平穏生活権については、五十嵐清『人格権法概論』（有斐閣、二〇〇三）二一〇頁、二四三―二四五頁を参照。

43 ハンセン病違憲国賠裁判全史編集委員会編『ハンセン病違憲国賠裁判全史第5巻　裁判篇瀬戸内訴訟』（皓星社、二〇〇六）第六章二を参照。

44 前掲注43、第六章一を参照。

45　その全文については、次のウェブサイトを参照。https://www.mhlw.go.jp/topics/bukyoku/kenkou/hansen/kokuji/dl/9.pdf（最終閲覧二〇一九年八月二四日）。

46　次のウェブサイトを参照。https://www.mhlw.go.jp/file/06-Seisakujouhou-10900000-Kenkoukyoku/0000092641.pdf（最終閲覧二〇一九年八月二四日）。

47　①と②については、前掲注43、第四章・第七章を参照。

48　次のウェブサイトを参照。https://www.mhlw.go.jp/topics/2012/02/dl/120214-01_09_09.pdf（最終閲覧二〇一九年八月二四日）。

49　家族訴訟については、次のウェブサイトを参照。https://hansen-kazoku-sosyou.jimdo.com/（最終閲覧二〇一九年八月二四日）。

50　次のウェブサイトを参照。https://shimin-g-hp.jimdo.com/（最終閲覧二〇一九年八月二四日）。

51　熊本地裁判決は、新法の違憲性を「憲法一三条に根拠を有する人格権そのもの対する」侵害と捉えた。

52　イェーリング（村上淳一訳）『権利のための闘争』（岩波クラシックス、一九八四）一〇七頁。

53　谺雄二『知らなかったあなたへ　ハンセン病国賠訴訟までの長い旅』（ポプラ社、二〇〇一）一一九頁。

54　前掲注13、七七七頁。

55　これらの学説の整理については、木村光豪「グローバル・サウスと人権―『人権のヴァナキュラー理論』の可能性（1）」『関西大学法学論集』第六九巻第二号（二〇一九）一三二一―一三二六頁を参照。

56　Upendra Baxi, The Future of Human Rights（Third Edition）, Oxford University Press（2008）chapter2.

ハンセン病市民学会ではみなさまの投稿をお待ちしています

ハンセン病市民学会は、交流・検証・提言を三つの柱として、幅広く活動していくことをめざしています。その一環として、毎年一回、年度末に年報を発行し、さまざまな活動の成果を反映させていきたいと考えています。開かれた学会として、さまざまな方からの投稿を募集しています。この年報を、研究発表の場として、また交流と議論の場として、大いに利用してください。

「投稿規定」は以下の通りです。

1、本紙に掲載される原稿は、論文、研究ノート、史料紹介、実践報告、書評・紹介、時評・通信とします。

2、原稿の枚数は、四〇〇字詰原稿用紙に換算して、論文五〇枚程度、研究ノート三〇枚程度、史料紹介五〇枚程度、実践報告二〇枚程度、書評・紹介五~二〇枚程度、時評・通信五~一〇枚程度とします（図表含む）。

3、投稿の締切は、毎年八月末とします。

4、手書きの場合は、縦書きで二〇〇字ないし四〇〇字詰の原稿用紙を使用してください。パソコンの場合は、A4判・四〇字×三〇行、縦書きでお願いします。なお、プリントアウトしたもの一部と、テキストファイル形式のCD-Rを同封してください。

5、投稿原稿は、締切後に審査委員会で審査のうえ採否を決定し、その結果を二カ月後に投稿者に連絡します。

6、審査委員会は、ハンセン病市民学会の組織委員・事務局員の一部、ならびに組織委員会で承認された者によって構成されます。

7、他誌への二重投稿はご遠慮ください。掲載原稿の転載は、原則として一年間は控えてください。また、転載にあたっては必ず会の承諾を得てください。

8、原稿料はお支払いできませんので、掲載誌複数部数の寄贈をもって原稿料に代えさせていただきます。

9、投稿された原稿は返却いたしません。

以上

原稿の送付先は以下の通りです。

〒五五二―〇〇〇一
大阪市港区波除四丁目一―三七　HRCビル三階
ハンセン病市民学会事務局　宛
なお、封筒の表に「原稿在中」と明記してください。

ハンセン病市民学会規約

1．本会は、ハンセン病市民学会と称します。
2．本会は、ハンセン病に対する偏見や差別を解消し、ハンセン病問題における歴史の教訓を、 これからの社会のあり方へと引き継ぐことを目的とします。
3．本会は、前項の目的を達成するために、交流、検証、提言の３つを活動の柱にします。
(1) 交流活動　ハンセン病回復者だけではなく、ハンセン病問題に関心を持つ人たちが、同じ当事者としてそれぞれの立場で率直に意見を交換し、交流する場を設けます。
(2) 検証活動　ハンセン病問題の歴史の検証は緒についたばかりです。全国には埋もれている資料や隠された事実がまだまだたくさんあると思われます。それらを発掘し検証することで、ハンセン病問題の歴史が正しく認識されるように務めます。
(3) 提言活動　ハンセン病回復者の高齢化が進んでいく中で生じている入所施設の将来のあり方や、社会復帰した人がおかれている状況、また偏見や差別を解消していくための取り組みのあり方など、直面する様々な課題にみんなで智慧を出し合い、構想をまとめ、国や自治体及び社会に提言していきます。
4．本会は以下の事業を行います。
(1) 交流集会（年１回）。
(2) 機関誌、ニュース等の発行。
(3) 講演会や市民交流会などの活動。
(4) 分野別部会の設置と成果の公表。
(5) その他本会の目的を達成するために必要な事業。
5．本会は交流集会と同時に総会を開き、これを本会の最高機関とします。
6．本会の目的に賛同する人は誰でも会員になることができます。また、申し出によりいつでも退会することができます。会員は、個人会員（一般会員、維持会員、学生会員）および団体会員とし、それぞれ別に定める会費を払うものとします。総会における議決権は個人会員のみが平等に有します。会員は、本会の行う事業に参加し、機関誌等に投稿することができます。
7．会費の額は交流集会の総会で決定します。ただし、会費を３年以上滞納した会員は、自動的に会員資格を抹消されます。
8．本会は、次の委員をおきます。
(1) 共同代表　10名以内
(2) 運営委員　15名以内
(3) 事務局長　１名
(4) 事務局次長　２名
(5) 会計　１名
(6) 書記　１名
(7) 事務局員　若干名
(8) 会計監査　２名
9．委員の職務は次のとおりとします。
(1) 共同代表は、会を代表し、本会設立の趣旨に拠り、総合的視点を意識して、組織の運営に携わる。
(2) 運営委員は、本会設立の趣旨に拠り、ハンセン病問題に係る分野研究や地域活動など課題別視点を意識して、組織の運営に携わる。
(3) 事務局長は、13条で定める事務局を統括します。
(4) 事務局次長は、事務局長を補佐します。
(5) 会計監査は、本会の会計を監査します。
(5) 会計は、本会の会計を掌理します。
(6) 書記は、本会が運営上開催する諸会議を記録し、整理・管理します。
(7) 事務局員は、本会の事務を分担し執り行います。
(8) 会計監査は、本会の会計を監査します。

10. 委員の任期は2年とします。ただし、再任を妨げません。
選出方法については別途内規で定めます。

11. 共同代表の選出と運営委員の選出は、運営を円滑に行うため年度を隔てて実施するものとします。

12. 本会の組織や活動等に関する重要事項を協議し、総会提出の議案を検討するために、本会に組織委員会をおきます。組織委員会は、共同代表、運営委員、事務局長、事務局次長をもって構成します。また、組織委員会は、緊急事態への対応にもあたります。

13. 本会の日常業務を執行するために事務局をおきます。

14. 本会に必要に応じて部会をおくことができます。部会には部会長をおくことができます。

15. 本会の会計年度は、毎年4月1日から翌年3月31日までとします。

16. 本会の規約の変更は、総会の議を経なければなりません。

附則
1. 本規約は、2005年5月14日より施行します。
2. この改正は、2008年5月10日より施行します。
3. この改正は、2016年5月14日より施行します。

委員選出に関する内規

委員候補の提案は下記の方法によって定める。

1. 共同代表は、組織委員会が、学会の会員の中から、学会を代表するにふさわしい識見をもった者を選考して作成した候補者リストに基づいて、総会前に、会員の信任投票をおこない、投票者の過半数の信任を得た者を選任する。信任投票は、事務局が実施し、その結果を総会に報告する。

2. 運営委員は、あらかじめ期間を定めて公募した候補者リストの中から、ハンセン病問題に係る地域活動や学会の部会活動などの視点を考慮して共同代表が選出した候補者を、総会に提案し、総会の承認を得た者を選任する。
  2. 公募手続き、候補者リストの作成は、事務局が行う。
  3. 会員であれば、誰でも、公募に応じることができるものとする。

3. 事務局長、事務局次長、会計監事は、共同代表が総会に候補者を提案し、その承認を得て選任する。

編集後記

▼二〇一八年五月に沖縄県名護市で開催された第十四回ハンセン病市民学会総会・交流集会の報告年報を、ようやくお届けできる運びとなりました。先ずもって、遅れに遅れました編集・発行について心よりお詫び申しあげます。本来であれば二〇一九年にお届けすべきところ、既に現在二〇二一年。二年もの遅れは、諸般の事情が重なったとは言え、名護集会の企画・運営に関わってくださった全ての皆さん、年報を心待ちにしてくださった会員の皆様や会員以外の多くの方々に、大変申し訳ない思いでいっぱいです。

▼しかし、その内容は、名護集会から三年余のタイムラグ（時間の経過）があるにも関わらず、決して古びたものにはなっていないと、編集の一端に関わりながら、強く感じました。

それは、二〇一九年に開催された八重山・宮古集会とともに統一テーマとされた「みるく世向かてぃ〜差別に屈しない〜」（差別のない平和で豊かな世界に向かって）に端的に表現されているのではないかと思います。ハンセン病問題被害当事者が負わされている差別の現実と、沖縄が負わされている差別の現実とは、さまざまな違いもありながら、その骨格となる部分で、日本における「国家」と「社会」が関わる差別という共通項を持っています。その共通項は、中々手強い相手ですが、しかしその「差別」に屈することなく、全ての人の人権が尊重される平和で豊かな世界をめざして「共に」歩みを続けていきたい、そうした願いが年報の至るところにほとばしっていると感じるのです。　（齊藤　真）

▼市民学会事務局長の任に就かせていただいて五年。はじめて「年報」の編集を担当させていただきました。ご批判を受けることを承知の上で、本号から交流集会の報告の仕方を変更いたしました。これまでは、交流集会の全体会、分科会の登壇者の発言全てを基本的に文字に起こして掲載してまいりましたが、今回から、全体会はこれまで同様ですが、分科会、まとめの全体会に関しては、ご担当いただいた方や、出席した事務局員が、それぞれ「報告」の形で執筆し、記名原稿として掲載させていただいております。その分、年報全体のページ数が少なくなっており、今回は果たせませんが、次号から、研究集会など、交流集会以外の市民学会の取り組みも、積極的に年報に掲載していきたいと思っております。ひとつの試みでございますので、皆さまのご意見お待ちします。

▼本年二〇二一年は、「らい予防法」廃止二五年、「ハンセン病国賠訴訟」勝訴二〇年の節目の年にあたります。ことに国賠訴訟勝訴後の二〇年は、ソロクト・台湾訴訟勝訴、多磨全生園医療過誤訴訟の全面勝利、そして、一昨年の家族訴訟の勝訴など、隔離政策の被害者たちの訴えが、次々と立法や行政を動かしていきました。

しかし、このような公の解決が、隔離のすべての被害者の人間回復として実を結ぶには、まだまだ不断の取り組みが必要です。また、本号では、三つの市民学会に関わる声明、決議などを掲載しましたが、菊池事件にかかわる取り組みなど、現在進行形の問題が、山積しております。今後、本年報においても、ハンセン病問題の全面解決に向けた様々な取り組みについても、積極的に取り上げてまいりたいと思っております。

（訓覇　浩）

「ハンセン病市民学会年報」バックナンバーのご案内

年報2005　第１回交流集会記録
斎藤貴男「ハンセン病問題と現代社会を結んで考える」
シンポジウム「ハンセン病市民学会に期待するもの」　他

年報2006　第２回交流集会記録
小特集「胎児標本問題」
鎌田慧「ハンセン病とわたし」／徳田靖之「ハンセン病問題の現状と課題」　他

年報2007　第３回交流集会記録
宮坂道夫「重監房とは何だったのか」
黒坂愛衣・福岡安則
「子どもが差別を受けたことがいちばん悲しい」　他

年報2008　第４回交流集会記録
内田博文「今、なぜハンセン病問題基本法か」
小特集「ハンセン病問題基本法の成立」　他

年報2009　第５回交流集会記録
「入所者にとっての隔離の歴史」
シンポジウム　隔離の百年から共生の明日へ　他

年報2010　第６回交流集会記録
「島の生活を語る」
「隔離の島から生まれた当事者運動」　他

年報2011　第７回交流集会記録
「ハンセン病回復者のいま」
「いま､ぬけだそう！　手をつなぎ共に生きる社会へ」　他

年報2012　第８回交流集会記録
「語れない言葉と向き合うために　東日本大震災とハンセン病と」
「療養所でいのちの意味を考える」　他

年報2013　第９回交流集会記録
「戦前と戦後の無らい県運動を検証する」
「療養所で入所者の人権をどう守か」　他

年報2014　第10回交流集会記録
「重監房資料館の新設の意味を考える」
「納骨堂を残すことはなぜ大切なのか」　他

年報2015　第11回交流集会記録
「バトンをつなごう」
「いま初めて語る家族の思い」　他

年報2016　第12回交流集会記録
「全療協の闘い」
「ハンセン病療養所の現状と課題」　他

年報2017　第13回交流集会記録
「大島青松園の過去・現在・未来」
「隔離の歴史をのこし、つなぐ」　他

＊いずれも定価1500円～1800円（税別）で頒布
＊お申し込み先　ハンセン病市民学会事務局
☎06-4394-7078

ハンセン病市民学会年報2018

みるく世向《ゆん》かてぃ　差別に屈しない

2021年12月１日　初版第１刷発行

編集・発行　ハンセン病市民学会
事務局
〒552-0001　大阪市港区波除4-1-37　HRC ビル３階
TEL 06-4394-7078　FAX 06-4394-7079
振替 00910-7-332397
ホームページ http://shimin-g-hp.jimdo.com

発売元　解放出版社
〒552-0001　大阪市港区波除4-1-37　HRC ビル３階
TEL 06-6581-8542　FAX 06-6581-8552
東京事務所　〒113-0033 東京都文京区本郷1-28-36 鳳明ビル102A
TEL 03-5213-4771　FAX 03-5213-4777
振替 00900-4-75417　ホームページ https://www.kaihou-s.com

印刷　(有)寶印刷工業所

ISBN978-4-7592-6797-6 NDC304　164P　21cm
落丁・乱丁はお取替えいたします。定価は表紙に表示しています。